カランコエが咲く場所で

Living in the Kalanchoe place.

中野真紀
Nakano Maki

幻冬舎MC

カランコエが咲く場所で

プロローグ

秋から春にかけて咲くカランコエには、小花の形が幸福の象徴である教会のベルに似ていることから、「幸せを告げる」という花言葉があります。また、小花がたくさん集まって咲く様子から「たくさんの小さな思い」「あなたを守る」「人とつながる」といった花言葉も付けられています。一つひとつの花はとても小さいですが集まって咲けば華やかで、見る人を幸せな気持ちにさせてくれます。

福岡県で歯科医院を経営する私は医院の花壇にこのカランコエを植えています。「幸せを告げる」という花言葉が、自身の理想に合致するからです。

私は２０１４年の開業以来、患者さんに笑顔を届けられる歯科医師を目指して歩んできました。そのような理想をもつようになった背景には、私自身の経験があります。私はかつて不妊に悩んでいましたが、口腔機能改善を行ったところ血液循環が良くなり徐々に体質も変化して、結果的に待望の子どもを授かることができました。そのとき、歯科医師は治療をとおして口腔内だけではなく、患者さんの健康や幸せにも寄与できるのだということを実感したのです。それからはかつての私のように、悩みを抱えた女性を歯科治療で笑顔に、そして幸せにすることが私の歯科医師としての理想になりました。

少しずつそんな私の想いが形となり、今では女性を中心に多くの患者さんが来院しています。

口元の見た目や口腔環境に悩みを抱えている人や、過去の私と同じようになかなか妊娠できずに悩んでいる人などさまざまです。そういった患者さんが、私の医院で口腔ケアを続けていくうちに元気になったり悩みが解消されたりして最後には笑顔になって帰っていく姿を見ると、患者さんが幸せになるお手伝いをできているのだと思えてうれしくなります。

医院の開業からもうすぐ10年を迎えますが、この時を一つの節目として、患者さんとのエピソードや診療を行うなかで得た経験を書籍にまとめました。

歯科治療は怖いもの、痛いものというイメージをもつ人は多いと思いますが、治療によって健康を手に入れた患者さんの姿や私自身の経験を通して、女性を笑顔にするという歯科治療の一面を知ってもらうことができれば、これ以上の喜びはありません。

目次

PART 1

決意

患者さんに笑顔をお届けできる歯医者になりたくて

PART 2

使命

女性として自信がもてるように
〝笑顔の花〟を咲かせたい

PART 3

願い

妊娠・出産――これから母親になる女性の健康な未来を祈って

PART 1

決意

患者さんに笑顔をお届けできる歯医者になりたくて

幸せへ至る道筋は、一つじゃない

女性が2人、待合室で朗らかに談笑しています。私の姿に気づいて、明るく声を掛けてくれました。

どんなおしゃべりをしていたのかは分かりませんが、私に向けてくれた笑顔が楽しげで、きれいで、私はそれだけでとてもありがたい、満たされた気持ちになります。

ここは私が運営している歯科医院です。「歯医者さん」というと怖い場所の代表格ですが、ここではちょっと違った光景が広がっています。

小さな子どもがニコニコと折り紙をしながらおしゃべりしています。付き添うお母さんはそんなわが子の様子が愛おしくてたまらないというように目を細め、その優しいほほえみを私にも向けてくれます。

――ずっと、こんな場所をつくりたかった。

通うほどに明るく、前向きになれて、お口だけでなく心も整う、笑顔の絶えない歯医者さんは、私が目指す理想の歯科医院の姿です。もちろん身体を治すのは患者さん自身ですが、私たちは歯科領域のプロとして、治療だけでなく指導や健診などの継続的なサポートをしています。

私は歯学部を出てから大学病院やいくつかのクリニックに勤め、16年経ってから自分の理想の場所をつくろうと今の歯科医院を立ち上げました。歯科医としてやりがいと喜びをもって懸命に毎日を過ごしていますが、子どもの頃から歯科医師になりたかったというわけではなく、「院長先生」になることを夢見ていたわけでもありません。歯科医師になってからも、それ自体が幸せだと感じられるようになるにはずいぶんと時間が掛かりました。

すべての女性が自分らしく幸せであってほしい、そのために自分も力になりたいという願いや理想も、自分自身がいろいろ人生の壁に突き当たるなかで、少しずつ芽生えてきたものです。それらが、40歳を過ぎてから一つの形となったのが、このちょっと風変わりな歯科医院であり、私の幸せそのものとなっているのです。

人生の形は人それぞれです。人と比べていいとか悪いとか、早いとか遅いとか、そういうことに煩わされるのは窮屈です。もっとも、若い頃の私がそんなふうに構えていられたわけではなく、どちらかといえば自信がなくて劣等感の強いほうでしたから、嫌な思いや苦しい思いをたくさんしてきました。そして、だからこそ、マイナス経験がプラスに転じた私の体験について、たくさんの人にお話ししたいと思うのです。

はじまりが「偶然」だっていい

自分の生き方は自分で考えて決める、というのは、当たり前のことのようですが、あまり自分の頭のなかだけでなんとかしようとし過ぎないほうがいい場合もあります。時にはほかの人に引っ張られて気がついたらそうなっていたとか、なんとなく思いついたとか、そういう論理的・合理的ではないことも、自分自身の選択としてポジティブに認める気持ちの余裕はあっていいと思います。

これは、私が歯科医師を志すきっかけとなった時のお話です。

若い頃の私は消極的で、人に何か言われるとコロコロと考えを変え、周りに流されて自分の進む道を決めるという人間でした。やることなすこと自信がなくて、具体的な将来像なんて全然もつことができません。何か理想を抱いて、そのために一つひとつのハードルを乗り越え、努力を継続していくことなど、とてもできないと思っていました。

努力するのが嫌だったのではありません。ただ、本当に何に対しても自信がなくて、できるわけがない、否定されるに決まっていると思い込んでいて、実現のために努力しようとすること自体ができなかったのです。

ぼんやりと自分の将来を考え始めたのは高校1年生の頃でしたが、明確に目指すものを心に定めていたわけではありませんでしたから、進路希望調査でもあまり真剣に考えた答え方はしていませんでした。

受験シーズン真っ盛りになった高校3年生の後半というぎりぎりになって、いよいよ進路を決めなければならないということで両親と話していたとき、ちょっとしたアクシデントが起きました。突然父の歯がポロッと抜け落ちたのです。もともとぐらついていた歯が取れたらしいのですが、その様子をぼんやりと眺めていて、そのとき初めて、私の頭に「歯医者さん」という選択肢が浮かびました。

実はずっと両親から「女の子はね、国家資格をもちなさいよ」と言われ続けていました。ちょうど昭和から平成になったばかりの頃、今の若い人からすれば古い考え方がまかり通っていた時代です。まして私の親世代にとってはなおのこと、女性は普通の会社では昇進・昇給はおろか採用すら難しい、社会に出るなら専門職に就くべきだ、という考えが「常識」でしたし、実際にそういえる世の中でした。もっとも、当時の私は国家資格を取ってどうするということは分からなかったので、「ああ、歯医者さんも国家資格だよなぁ」と、ぱんと思い浮かんだわけです。調べてみると家から通学できる距離に公立大学の歯学部があり、しかもその大学では福岡県内からの推薦入試枠があるということが分かって、なんとなく自分の選択し得る進路としての現実味が感じられました。

そのうえ歯学部は六年制と知り、普通の大学より長く学生を続けることができる、遊ぶ期間が延びるというよこしまな思いも湧きました。よく考えれば医療系の国家資格を目指す大学生活には遊び回る余裕などとてもないと分かるはずですが、当時そこまでの知恵が回らなかった私は、このことに小躍りしました。

こんな下心をもちながら軽い気持ちで進路指導の先生に歯学部進学につ

いて話してみると、推薦を出してもらえるとのことだったので、だったらちょっと試してみるかなと受験を決めたのでした。推薦さえあれば、私でも志望校に合格できそうな気持ちになれました。実際にはそんなに甘いものではないのでしょうが、若くて単純だったこともあり、少しその気になっていました。

これが、私が歯医者を目指した「志望動機」です。それから30年以上が経った今、この決断には一片の後悔もありませんし、歯科医師以外のものになっている自分などもはや想像もつきません。もちろん進路は真面目に考えるべきでしょうし、立派な動機があるならそれに越したことはありません。正直、私としてもこの志望動機をことさらに誇る気持ちはさらさらありません。

しかし、生き方が多様化し、膨大な数の選択肢が広がっている現代で、そのうちのどれが「正解」かなんて、頭のなかだけで考えていたって仕方がないことです。私は「とにかくやってみる、なにごとも経験！」という考え方を大切にしています。

最悪の恐怖も、人生の糧となる

生きているなかで、つらいこと、苦しいこと、恐ろしいことのすべてを避けて安全な道だけを通ることのできる人は、ほとんどいません。つらいこと、苦しいことを、「避けられなかった」と言っていちいちネガティブになっていては仕方がありません。むしろ、受け止め、自分の糧にするくらいのたくましさと覚悟が必要なのだと思います。

しかしつらいことに直面して、今まさに落ち込んでいる人にそんな「強さ」を求めるのも筋違いです。心の傷は時間が解決するしかないといわれるとおり、耐えて待つしかない場合も多いと思います。ただ、少し時間をおいていちばんつらい瞬間をやり過ごしたときに、ほんのちょっとでもそれを糧としてプラスに変えることができるかどうかは、自分の受け止め方一つにかかっているのです。

これは、無事に歯科医師の国家試験に合格した私が、大学病院での研修医時代にアルバイト先の病院で起こった出来事でした。

当直にあたっていた真夜中、事故で下あごを粉砕骨折した男性が救急搬送されてきたのです。顔半分が砕かれ、大量出血しています。研修医だからとただ見ているわけにいきません。駆けつけてくれた助教授と歯科部長の先生と、一心不乱で止血、縫合の処置を施しました。

気がついたら朝になっていて、まもなく外来の午前診療が始まろうとする時間でした。そのまま外来に回ろうとしたら「鏡を見てごらん」と、周囲に引き留められました。見ると、患者さんへの対応で、自分も頭から血だらけになっていたのです。

慌ててシャワーを浴び、血液でごわごわになった髪を洗って、大急ぎで着替えて職場に戻りました。すると今度は別の理由で、待機を命じられてしまいました。

「さっきの救急搬送された患者さん、感染症だったから」

私はびっくりして、全身が固まってしまいました。

もし自分が発症してしまったらどうしよう、という不安に駆られ、感染が確定したわけではないものの、私の気持ちはすっかり落ち込んでしまいました。歯科医師でもこんな目に遭うのだと覚悟がまったく足りていなかったことを思い知らされたのです。

それから半年近くの間は感染していないか検査を続けながらの仕事となりましたが、いつ発症するかと不安な毎日でした。

幸いにも、感染せずに済みました。しかし、私のなかには院内感染の恐ろしさが深く刻み込まれ、それ以来、滅菌処置が徹底している職場でないと働くことができないと考えるようになったのでした。

感染症と聞かされたときの驚きと、その後の不安な日々は、今も生々しく思い出されます。ただ、この経験がなければ、私は歯科医師として責任をもって働く覚悟が得られなかったかもしれない、と思います。新型コロナウイルス感染症の流行のはるか前から、徹底した院内の感染対策がいかに重要かを、文字どおり身をもって知ることになったのですから、あのときの経験には意味があったのです。

今の私は、自分が目指した理想の歯科医院を営みながら、さらに多くの人たちの幸福を、ひいてはそれを通して自分自身の理想を実現するために努めています。あの恐ろしい、苦しい、つらい日々の想いも、ここにつながるために必要だった道の一つだったのだと思うと、感染せずに済んだ幸運がいまやありがたいものに感じられます。あの恐怖を冷静に振り返れるようになるには時間が掛かりましたが、それでも、私の人生を形づくる一部であり決して忘れられないエピソードとなっています。

高過ぎる自己評価は自分を追い詰める

幸せについて考えるときの一つのキーワードとして、「自己肯定感」という言葉があります。「高い」「低い」という言い方がされますから、「自己評価」と混同されがちですが、これらは別のもの、ある意味では相反するものなので注意が必要です。

自己肯定感は「ありのままの自分を認め受け入れる感覚」を指します。あえて乱暴な言い方をすると、うまくいかないことがあっても自分はそんなもんだと開き直れる力です。したがって、自己評価の高い人ほど、自分のもつイメージに現実が伴わなかったときに自己肯定感を保つのが難しいということがあります。

何かにつけネガティブになりがちな人というのは、実は、自己評価が高過ぎるために自己肯定感が低くなっているのかもしれません。

私自身は、あまり高いといえない志で歯科医師を目指したために、周りの人たちがみんな立派に見えて卑屈になっていた時期があります。そのときに、もうだめだ、私は歯科医師になるべき人間ではないのだと落ち込んだのですが、いっそ開き直って悩むことをやめたとき、思っていたよりいろいろなことがうまくいったという経験をしました。これが、私にとって自己肯定感を高めることの大切さを知るきっかけとなったのです。

それは、私が研修期間を終え、いよいよどこかへ就職しなければならなくなったときのことです。感染への恐怖体験から、何よりも感染対策にこだわって入職先を探しましたが、簡単に見つかるものではありません。当時の個人の医院で感染対策の充実はまず望めなかったため、卒業後の就職先は消去法で、設備の充実した大学病院になったのでした。

大学病院勤務時代、私の周辺では、ドラマや映画で描かれるような派閥争いが現実に行われていました。

世間知らずの私は、周囲の状況がまったく飲み込めずにいたのです。訳の分からないまま派閥争いにまきこまれていたようで、とにかく居心地が悪く、どうやら私はここにいてはいけないらしいと、なんとなく感じているという状態でした。大学内でほかに行き場を見いだせる望みもありません。そんななか、涼しい顔で対処している同僚を見るたびに、私の自己評価は急速に低くなり、焦りに変わっていきました。私はもう歯科医師に向いていないのではないかと逃げ出したくなるたびに、私に期待している両親の顔が頭に浮かびます。

このときは運良く歯周病科の教授に拾ってもらい、なんとかその争いから逃れることができたのですが、私は無力感を抱きながら、教授のもつ縁を頼り、企業の産業歯科医師として出向することになったのでした。

出向した先は新聞社の社屋内の小さな一室に開設された歯科診療所でした。ほかに勤務する歯科医師はいません。私はいきなり一人で診療所を切り盛りすることになったのです。

診療所では、治療やメンテナンス、健康診断など、社員とその家族の歯科診療に携わりました。免許を取りたての新米歯科医師が、前任者からの引き継ぎもほとんどなしに、誰の指導も受けることなく一人で現場を担当することになったわけです。何もかもが初めての経験でした。自信がない、教えてもらえてないと言い訳している暇もありません。ただひたすら毎日診療所で患者さんの治療に奮闘していました。

実はこのとき最も勉強になった場は、社員食堂でした。

その理由は、治療後の患者さんの口元の様子が確認できるからです。新聞社の建物内に設置された診療所なので、私も社員と同じ食堂でお昼ご飯を食べます。すると、たまに食事を取っている患者さんを見掛けることがあるわけです。

通常の診療所では、患者さんを治療したあとにどんな様子かを見掛けることはめったになく、自分の治療の効果を知る機会はほとんどありません。それが、社員食堂にいると、治療したあとに患者さんがご飯を食べにくそうにしていたり、噛めないからと食べ残したりしている様子を見ることになって、「ああ、まだ噛み合わせがうまく調整できていないんだな、もうちょっと調整が必要だな」と反省する機会が得られるのです。

誰にも頼れず、一人で対応しなければならない状況にいたことで、私はずいぶんと腹をくくれるようになっていました。歯科医師としてスタートを切ったばかりでしたから、技術が伴っていないのは当然のことですし、だめ出しをされてもそれ以上失うものはありません。そう考えると、治療の結果が患者さん本人の様子として直接見て取れる状況は、私にとって、評価されて落ち込むというより、自分の治療を実証する場として刺激的なものとなっていました。

自分の実力を客観視すれば、周囲から受ける手厳しい指摘も「そりゃそうだ」と受け止められるようになり、とても気持ちが楽になります。

腕も未熟で、社会人としても知らないことだらけの私は、患者さん一人ひとりに、「こんな治療方法にしてみたいんですが、どうですか?」と聞いて了承を得て診療を行っていました。行ったことのない治療をするときは「ちょっとその方法を勉強してきます!」と素直に言って先輩たちの医院で指導を受け、練習を行ったのちに、患者さんに施術を行っていました。メンテナンス重視の診療所だったため、治療に必要な道具がそろわないときには「この治療をするためにはこんな道具が必要で、調達に1週間くらいかかるから待っていてほしい」など、患者さんに一つひとつ説明して合意を得たりしながら治療を進めていったのです。

私は自分で自己評価が低いものと思い続けていたのですが、実は逆だったのかもしれません。私はそれまで、「できる」人たちと同じように振る舞わなければいけないという呪縛にとらわれて、それができない自分を否定しながら表面を取り繕おうともがいていたのだと思います。自分は若く、未熟で、器用なほうでもないと自分で認めることができたとき、そのうえで何をしていかなければならないかを初めて明確に理解することができました。

大学病院に居場所を失ったことで、私は自分の現在地を理解し、立ち上がるきっかけをつかんだのです。

相手を認める一言の大切さ

誰かがくれたたった一言が人生を変えた、というような話をしばしば耳にします。恩師であったり、その道の先達であったりが、いかにも含みのあるいいことを言ってくれたというエピソードが多いように思いますが、たとえそうでなくても、心に届く言葉や一生忘れられない言葉はあるものです。

どんなに素朴な言葉であっても、それが心から出たものであれば受け取る側の心に響くものですし、何より、内容がなんであれ伝えようと思って声を掛けてくれる気持ち自体が、ありがたいと感じられます。それだけで、自分は間違っていないのだ、誰かが見ていてくれるのだと、自分に自信がもてるようになります。

出向した新聞社で、未熟者なりに悪戦苦闘しながら、患者さんを相手に相談したり、あれこれ説明したうえで合意を得たりしながら治療に当たっていたあるとき、50代の男性社員に、こう言われたことがありました。

「君はずっとそういう歯医者でい続けなさいよ」

私はちょっと驚きました。歯科の先輩とか、大学病院の教授とかならともかく、一般の患者さんから歯科医師としてあるべき姿を認めるような言葉をもらって、どう受け取ればいいのか戸惑ってしまったのです。

しかし、話を聞いてみると、口腔内の状況を説明し、治療方針を患者さんと話し合い、具体的な方法を確認しながら進めていくという私の治療スタイルがとても良いと言うのです。その社員が言うには、たいていの歯科医師は患者さんの歯の管理の悪さを指摘するので、恥ずかしさで落ち込んでしまうのだそうです。そのため自分の口の中で何が起こっているのかを一つひとつ説明してくれ、治療内容も患者さんが判断できる余地を残してどうすべきかを伝え、相談してくれる私のスタイルが心地よく、いつまでもその治療スタイルを貫いてほしいということでした。

歯科に限らず、心や身体の不具合を治していくのは、患者さん自身の力です。私たち歯科医師は、歯科医学的な専門領域でのプロとして寄り添い、支えていくのが役目です。患者さんの管理状態を評価したり、ましてやだめ出ししたりすることではありません。これからどうしていきたいのかを患者さんが自ら考え、治療法を選択し、実現できるようにサポートする、それこそが真の治療のあり方だと私は思います。

よく考えれば、当時夢中になって患者さんと相談しながら進めていた治療スタイルは、今では社会通念として浸透しているインフォームド・コンセントのあり方そのものだったといえそうです。でも、当時は1997年の医療法の改正で「説明と同意」が義務化されてから数年しか経っておらず、まだ社会に浸透している状況ではありませんでした。私は知らず知らずのうちに、治療への本質的な向き合い方を、患者さんから教わっていたのです。一般的な診療所に勤めていたら、こうした患者さんの同意を得ながら治療方針を一緒になって考えるスタイルなど、まったく意識することのないままだったかもしれません。そして、そんな自分のやり方が決して間違ってはいないのだと、その社員の一言が私を勇気づけてくれたのです。

新聞社への出向は、2年と少し続きました。もともと診療所を閉鎖することが決まっていて、急に前任者が辞めてしまったためとりあえず1年間をつなぐという契約だったのですが、仕事に打ち込む私の様子を総務の人が評価してくれたようです。ありがたいことに診療所閉鎖までの期間をもう1年延長してくれました。

意に染まない状況だからこそ、学べることがある

『置かれた場所で咲きなさい』（渡辺和子／幻冬舎）という有名なベストセラーがありますが、本以上に、タイトルとなった言葉が多くの人の間に広がり、親しまれていると感じます。それだけ真実を含んだ、心に響く言葉です。私の身近には、この言葉は知っているし大好きだけれど、本のタイトルだとは知らなかったという人までいたくらいです。

境遇は選べなくても、そこでどのように生きるのかは自分次第であり、

自分らしく輝くことができる——歯科医師として働き始めた当時の私は、残念ながらまだこの本に出会うことができていませんでしたが、期せずして、そのように生きようとしていたのではないかと思います。

その後、希望する歯科ではなく歯科放射線科に配属されることになり戸惑いましたが、その経験がなければ学べなかった大切なことがありました。

出向期間を終えた私に歯科放射線科の教授が声を掛けてくれ、再び大学病院で働くことになりました。その仕事内容は、造影検査を行う際の造影剤の点滴要員としてひたすら点滴を打ち、撮影して読影レポートを作成し、オーダー元の科へと提出することでした。

ちょうどその頃、大学病院は新しいCTとMRIを導入したばかりでした。特にMRIは北九州のなかでも最先端のもので、ほかの医療機関からも撮影依頼が舞い込んでいました。当然ながら、歯科だけでなく全身の疾患を診るようになります。

歯科診療の観点に絞って見ると放射線科と一般歯科とは懸け離れた職場になりますが、医療の現場としてみれば、放射線科は、レントゲンやCT、MRIなどの先端技術に触れながら全体の現状を読み解いて各科へ解析結果を伝える頭脳チームだともいえます。

歯科診療が楽しくなり始めた時期だったので、希望の科で働いている同期がうらやましくもありました。自分にないものばかり欲しがっている状態だったのです。ところが、視点を変えて少し俯瞰してみると、別の可能性が見えてくるものだと知りました。

歯科という限定した科から全身を診ることができるようになったことで、放射線科での仕事に俄然《がぜん》面白みが増してきました。せっかくの機会を活かさない手はないと、近くの大きな総合病院の放射線科にも出向いてエコー検査の勉強の機会を得、エコー診断にも挑戦しました。

読影では見逃しは致命的ですから、私のレポートには先輩や先生から大量の指摘が入ります。初めのうちはだめ出しばかりでへこんでしまう毎日でしたが、これも、誰だって最初はそうなのだと気持ちを切り替えて読影を続けるうち、部分的な口腔状態だけではなく、全身疾患を意識した見立ての姿勢を身につけていきました。

今から思えば、特にこのとき、乳がん・子宮がんをはじめとする女性特有の疾患や、更年期に起因する骨密度の低下や骨格の老い方の関係など、読影を通じ、特定の部位の状態と全身の症状とのつながりも意識できるようになっていきました。のちの歯科診療にも大きく影響する俯瞰的な観点を養う貴重な学びの機会となったのです。

人間万事塞翁が馬とは本当にそのとおりで、幸も不幸も先には分からないものです。すべての経験が、私のその後の歯科医師人生を支えるかけがえのないものになりました。私はどんな状況にあっても一所懸命学び取ろうとする姿勢があれば、何かしらの糧を得られるということを教わりました。思いがけないこと、思いどおりにならないことの連続のなかで、それでも「今の私は自分で選んだ結果でできている。過去も未来も全部自分次第」と前を向くことが、その先にあるかけがえのない幸せにつながっていくのです。

人と比べるのではなく、自分のなかに軸をもつ

向上心をもつことが大切だというのはもちろんですが、あまり上ばかりを見ていると、ともすれば現状を否定する気持ちばかりが大きくなってしまって、人生を息苦しくしてしまう恐れがあります。反対に、現状を落ちついて受け止め、今あるものに感謝するという「吾唯足知」（われただたるをしる）のような気持ちも大切ですが、そうでなければならないと自分を縛り付けてしまうと、それも窮屈です。要はバランスがいちばん大事な

のですが、人それぞれで正解はありません。

大切なのは、今いる場所を受け入れ精いっぱいに過ごしながら、自分自身の「軸」をもち、その軸に立って考え、判断し、行動することなのだと思います。


私の場合、放射線科での学びは貴重だったものの、やはり歯科診療に携わりたいという気持ちは大きく、歯科医院への転職は諦めていませんでした。ただ、感染対策への強いこだわりを最優先に探し続けていたため、これだと思う勤務先の候補はなかなか見つかりません。

そんなある日、後輩の歯科衛生士が沖縄の離島で診療を始めたと連絡してきたのです。「沖縄」という地名を目にした瞬間、私の心はにわかに弾みました。高校生のとき、「推薦」の二文字を見た瞬間にもう大学に行けるような気持ちになった、あのときの単純さから何も変わっていません。ウインドサーフィンが大好きだった私は、沖縄の海を思い浮かべ、一人盛り上がって、遊びに行く計画を立てました。

沖縄へ行くのはほぼ遊び目的でしたが、せっかくだから現地の歯科医院の様子も見たいと考え、旅行の計画と並行して沖縄の診療所のなかから面接先を探しました。面接のためということにし、旅費を浮かすこともできるのではないかというたくらみも実はありました。すると、運良く往復の交通費と宿泊費を出してくれる沖縄の歯科医院が見つかったのです。これ幸いと面接を申し込み、実際には勤める気持ちなどないまま、後輩に会うついでのつもりで行くことにしました。

しかし行ってみて驚いたことに、特になんの期待もしていなかったその歯科医院は、診療所としてはこれまでに見たことがないくらい滅菌が徹底されていたのです。感染対策が職場選びの最優先事項だった私は、その徹底ぶりに心を奪われてしまいました。

沖縄には米軍基地があります。軍における滅菌などの感染対策は、考え方も、施設・設備も、スタッフのスキルも、一般的な日本の医療施設と比べて徹底しています。そのため、米軍の関係者が通う歯科医院は必然的に徹底した滅菌を行っていたのです。

私が探し求めた歯科診療は沖縄に存在したのだと、雷に打たれたような気分でした。私はそもそも沖縄に来た当初の理由など忘れて面接を受けた歯科医院への転職を決め、新天地へと飛び込んだのでした。

実際に現地で勤務してみると、思い描いていたような理想の環境とはいえないことにすぐに気づかされました。患者さんの様子が、それまで私が福岡で見知っていた人たちとはずいぶん違っていたのです。医院の感染対策は確かに徹底していましたが、今度は口腔環境の面で閉口させられることになりました。

私が勤務した歯科医院では女性の歯科医師が少なかったため、当初は子どもを中心に担当するよう言われたのですが、どうやったらこんなに虫歯ができるのだろうというほどひどい虫歯になっている子が、大勢押しかけてきたのです。また、お口の動かし方がとても不自然で、ブクブクうがいができず、顔を左右に振ってうがいをする子どもも多く見られました。口腔環境も、機能も悪いのです。

こうしたひどい状況は大人も同じどころかさらに複雑になっています。ひどい虫歯なのに、治すよりもとにかく見た目をきれいにしたいという人がたくさんいて、できるだけ自分の歯を残したいという考え方が当たり前ではないことを思い知らされました。虫歯治療よりもさっさと抜いて入れ歯にしたいとか、削ってきれいなセラミックの差し歯を入れてほしいといった要望のほうが多かったくらいです。

私はまたもや治療に追われるようになりました。大量の患者さんの要望に対応するうちに、進行度合いのひどい虫歯の治療から審美歯科まで、インプラント以外はすべて沖縄の歯科医院で経験させてもらうことになったのです。

企業への出向や放射線科への配属とは反対に、自分から望んで行った沖縄で、私は図らずも働く場所を見つけることができました。新しい環境に飛び込んだわけですから、もちろん戸惑うこともあり、歯科医師として自分が必ずしも理想的だったとは言い切れませんが、一つの経験として大いに学ぶことができました。大勢の患者さんをすばやく正確に見立て、適切な治療を的確に行うという歯科医師としてのスキルを磨き、また過不足なく時間あたりにどのくらいの対応ができるのかという自分の能力を測る客観的な指標をもつこともできるようになりました。

一つ、大事なことだと思うのは、大好きなウインドサーフィンをやりたくて沖縄の海を目指した私が、求めていた職場に出会えたのはただの幸運だけではないということです。歯科放射線科での仕事は学びの多いものだったとはいえ、あくまで一般歯科医師としてやりがいをもって働きたいという願いは常に心にありました。そして、そのためにはどこかに感染対策がしっかりした環境のいい診療所はないかと探し続けていたことが、遊び目的の旅行を自分の進むべき道に結びつけたのです。自分のなかに求めるものが明確にあって、常にぶれずにそれを基準に据えて生活していたからこそ、遊びのなかにあってもアンテナが働いたのだと思います。

ウインドサーフィンは風がなければ楽しめません。しかし、どんなに風が吹いていても、自分が帆を張らなければボードは進みません。人生を幸運に導くチャンスとの出会いもそういうものだと思います。求めるものがあるのなら、たとえすぐには手が届かないとしても、常にその想いを軸にして生きる必要があるのです。そうすれば、思いもよらず吹いた風を逃さず帆に受けて、人生を望む方向へと進めることができるのだと思います。

数回の流産を繰り返して

思いどおりにならないことが不満を生み、不幸せな気持ちにつながります。

ただ、一口に「思いどおりにならない」といっても実は2種類あって、自分自身の力でどうにかできることと、どうにもならないことを分けて考えると、気持ちが楽になります。自分でどうにかできることなら、行動によってはっきりとした改善が見込めますし、それができると成功体験として自信にもつながります。どうにもならないことはさっさと心から切り離して、仕方ないと認めてしまえばいいわけで、余計な煩いを捨てた分、成果の出ることに気力と体力を費やすことができるようになります。

もっとも、言うは易く行うは難しというもので、私自身はこれがまったくできずにどん底を味わったことがあります。かつての私は不妊に悩まされながら、歯科医師としてもっと成長したいという気持ちに現実がついてこず、空回りして、心は混乱して、何もかもがうまくいきませんでした。この経験で得たことの一つは、誰か苦しんでいる人を見たときに、相手の気持ちに立ったうえで、どうにかできることと、どうにもならないことに基づいて助言ができるようになったことです。

沖縄では4年間を過ごし、結婚のために福岡に戻りました。夫の職場の近くに居を構え、いくつかアルバイトを掛け持ちしながら仕事を探したのですが、これはという理想の職場はなかなか見つかりません。不安定な生活のなか、子どもが欲しくて不妊治療を続けていたこともあって、私はだんだん精神的に追い詰められていきました。

流産が3回続いたとき、先生から「不育症」と告げられました。妊娠しないのが不妊症で、不育症は育ちきらないという状態に付けられる名称だと教えてもらいました。初めて知った病名でした。

私の場合の不妊は、受精はするのですが着床がうまくいかないらしく、流産を繰り返していました。

自然流産のような、早期過ぎてほとんど自覚できなかったものも含め、十数回もの流産の経験をしました。妊娠したと分かるたびに、一度は喜びで浮かれます。でも、早ければ数日のうちにだめだったと知らされるのです。「今度こそ」の気持ちと「まただめかも」の気持ちの間で、ジェットコースターのような乱高下を繰り返しました。

私はどうしてこんな目に遭うのだろうかと、心身のバランスを崩しました。仕事は続けていたものの、何度も大量出血するので、そのたびに貧血を起こし、職場に迷惑を掛けてしまいます。30歳を過ぎたばかりの頃で、それなりに大きな責任を負うポジションに就き、任される仕事も増えていたタイミングでしたが、自分は今、本当にやりたいことをやれているんだろうかと、考えても結論が出ないことばかりぐるぐると頭のなかで回っていて、気力がなくなっていました。

こんな経験をしているからといって、すべての不妊症のつらさを分かっているというつもりは毛頭ありません。ただあの胸の苦しさは、実際に経験した人でなければ分からないものだと思います。つらさや苦しみも糧になるとはいいながら、これぱかりは、できることなら誰にも味わってほしくないと心から願わずにはいられません。そして、自分ではコントロールできないものだと分かっていても、自分に非があるかのような罪悪感にさいなまれるつらさを知っている人間の一人として、同じくつらい境遇にある人たちへの思いやりをもち続けなくてはならないと思っています。

人との絆が道を示す

人は一人では生きられないといいます。いろいろな場合に使われる表現ですが、私は自分を取り巻くたくさんの人たちへの感謝を噛み締める意味でこの言葉を使っています。暗い気持ちのなかで、自分が独りぼっちになっていることにすら気づかないほど落ち込んでいるときにも、きっと手の届くくらいのどこかに誰かがいるのです。

その人は必ずしも優しい人ではないかもしれません。ただ、誰かほかの人と関わり続けることを諦めてしまえば、それは自分自身の道を閉ざすことと同じになってしまいます。大切な人との出会いも、一見あまりそうは思えない相手との関係も、人生を充実させ幸福に近づくための、欠かせない絆なのです。

不妊治療で気持ちを落ち込ませ、思い詰めている私の様子を見かねた友人が、「同級生の開業医が大学で講義をするから一緒に聴講しないか」と誘ってくれました。このとき、私の歯科医師人生を導いてくれる出会いがあるとは思いもしませんでした。

疲れ果てて頭もよく働かない状態の私は、ぼんやりと友人に誘われるがまま聴講することにしました。

そこで、頭のなかを覆っていた重いもやを一瞬で吹き飛ばす一言が耳に飛び込んできて、私はハッと顔を上げ、講演の内容に惹きつけられました。

「感染対策」

その先生は、歯科診療における最大のポイントは感染予防であり、徹底した滅菌対策を施す歯科医院を提案していたのです。

ほかの人にとっては、なんでもない普通の言葉にすぎないかもしれません。しかし、私にとっては自分が仕事をするうえでずっと欠かせないと感じ続けてきた大切なこと、あの感染症の恐怖を味わった日からずっと心のなかにあった考え、そして、求め続けてきた言葉でした。

国内の歯科全般でまだ滅菌への認識が不足していた当時、私はついに自分の望みが叶う、同じ方向を向いて働ける場所を見つけたと感じました。自分の身体のこと、仕事のこと、いろいろまざって何もかもよく分からなくなり、疲れ果てていた私にとって、まさに暗闇に差した光明に思えたのです。そしてにわかに周囲の色がくっきりと鮮やかに見えだし、頭がはっきりとしてきました。

この先生のところに行ってみよう、それが私の人生を前へ進める唯一の道だ――。

講義から数日後には、私は友人を通じて見学の許可をもらい、履歴書を片手に飛行機に飛び乗って、その先生の歯科医院を訪ねていました。そして、結婚して不妊治療中の身だが先生のところでどうしても働きたいと、食い下がるように熱く語って許可をいただき、数週間後には夫とともに天草へと移住する決心をしたのです。

こうして天草の診療所に勤めることになるのですが、もちろん、決心するまでには葛藤があったのも事実です。天草に行こうと考えたとき、夫は福岡でＤＴＰ（コンピューターを使った紙面デザイン）の仕事をしていました。私は単身赴任をするつもりで天草行きを決め、夫には事後報告でした。ところが、もともと独立を考えていた良いタイミングということで、夫は仕事の引き継ぎを行い、私についてきてくれたのです。

仕事と子育ての狭間で

何がその人にとっての幸せか、それは人それぞれです。

同じことでも幸福を感じる人と不満を感じる人がおり、一般的に幸せだと思われていることが当人にはそうではなかったり、その逆だったりもします。

子どもを産み育てるのが女の幸せという考え方は古臭いとか、差別だ、配慮がないなどと言われることもありますが、これは「女の」とひとくくりにして決めつけるところに問題があるのであって、子どもを授かること自体が、幸せの一つなのは間違いないだろうと私は思います。少なくとも、長く不妊に悩んだ私がついに出産に至ったときの幸せは、本当に大きなものでした。

天草での歯科診療の経験は、まさに私が理想としていたものでした。徹底した感染対策で診療ができる場所で、口腔環境を整えることにより、身体全体の調子も改善していくという、歯科を超えた診療でした。歯周病と全身疾患のつながりの強さを改めて学び、目の前の患者さんが健康になっていく喜びとやりがいを私は噛み締めていました。

天草へ移ってからも福岡の医院での不妊治療は続けていましたが、新しい職場での診療経験があまりにも充実していたため、私のなかでの優先順位が変わっていきました。それまで私は子どもが欲しいとばかり切に願っていたのですが、天草へ来て、それよりも仕事を究めたいという気持ちが強くなって、福岡へ治療に通うのをやめました。すると不思議なもので、不妊治療をやめた途端に自然妊娠したのです。

常に流産の不安はつきまとっていましたが、お腹の赤ちゃんは頑張ってくれました。妊娠判定直後から入院し、ほぼベッドの上で暮らすこと8カ月、お腹の中で赤ちゃんは無事に成長し、生まれてきてくれました。やっと私たちのところへ来てくれた待望の赤ちゃんです。このときは人生で最高に幸せな瞬間の一つでした。

翻弄されて揺れ動く私も、ひとつながりだ

ショウ・マスト・ゴー・オンという言葉があります。もともと演劇界で使われた言葉で、いったん幕を開けた舞台は続けなければならないという意味です。転じて一度計画して始めたことは最後までやり遂げなければならず、動き始めたものを自分自身の都合でやめるわけにはいかないということを表現しています。

私がどれほどの悩みを胸の内に抱いていたとしても、それとは関係なく、

日々子どもは大きくなり、診療所には患者さんが入れ代わり立ち代わり訪れます。人間の内面的な事情などお構いなしに進み続ける時間のなかで、私たちは生活を、人生という舞台を続けていくのです。またそうする日々のなかで、人は自分の内側にこもってばかりもいられなくなって、気づかぬうちに個人の問題や悩みを乗り越えることもあるようです。

私自身、幼いわが子を前に、初めての子育てに仕事にと右往左往し、四苦八苦、七転八倒の毎日ではありましたが、親子三人でようやく得た幸せを噛み締めながら、慌ただしくも楽しい時間を送ることができていました。

しかしそんな天草での一幕は、唐突にピリオドを打つことになりました。

自分なりに子育てと家庭と仕事のちょうど良いバランスが取れ始めたタイミングで、実家の父親ががんになって余命半年という宣告を受けたのです。

私は、命のカウントダウンに入った父との最期の時間を最優先させようと決め、理想の職場でしたが、院長に退職を願い出たのです。

父親の病状を心配する「娘としての私」と、夫と子どもと私との三人家族でさあこれからだと思っていた「妻として／母としての私」と、自分の信じる診療を究めたいという「歯科医師としての私」が互いに主張し合い、矛盾を起こしていました。だとしても、その全部が一人の「私」です。中途半端で、矛盾だらけで、くるくると落ちつきなく変わっていく存在がつながって「私」なのです。そして、そのままでいいのではないかと、私は私を、ひとつながりのものとして受け止めることにしました。

今しかできないこと、今私がしておきたいことを選択することが、結果をまるごと受け止めて自分らしく歩める道なのだろうと思ったのです。

患者さんに笑顔を届ける診療所を開く

いろんな思いに頭を悩ませながら毎日ばたばたしていることも、いかにも私らしいといえます。しかしここぞというときには思い切って踏み出す自分もいて、そうすることで道が拓けていきました。

私は、自分の診療所を開業したのです。

福岡に戻った際、家族の生活基盤はまったく当てのない状態でした。

実家近くで私は3カ所の診療所を掛け持つアルバイトでしのぎながら、次の道を探りました。

子どもを保育園に預けるのが難しかったことも、大きなネックとなっていました。私がアルバイトで正規職員ではなく、さらには夫がフリーランスで在宅が可能だったことを理由に、保育の優先順位を低く扱われてしまったのです。

子どもの近くで働き、長く安定した育児環境となる家庭を築きつつ、理想の診療を貫きたい――いくら国内に歯科医院がたくさんあるとはいっても、そう都合よく自分の望みを叶える医院が見つかるわけがありません。そうなると、進むべき道は2つに絞られてきます。すなわち、望みのいずれかを妥協するか、すべての望みに合った場所を自分でつくるか、です。その考えに至った私が、自ら運営する診療所を開くしかないと決断するのに時間は掛かりませんでした。

そこで、まず土地を探し、自分の理想とする診療所の建設にとりかかりました。設計のなかで最もこだわったのが滅菌作業の動線です。感染症対策については徹底しました。

開院した歯科医院には「あすはな」と名付けました。「あすはな」は、この土地が開発された当初に付けられていた呼び名です。最終的に正式な地名として採用されなかったものの、語感が良く、「明日も花が咲くように、明るい明日が広がるといいね」という願いを込めて名付けました。

開業して5年近くが経とうとしたとき、法人の名前をどうするか、そこからまた悩んでしまいました。もちろん医院の名称をそのまま使った形で「あすはな会」でもよかったのですが、もう少し何かメッセージを込めたい気がしたのです。

するとと、スタッフの一人が仕事終わりに図書館に行ってくれたり、携帯で女の子の名前を探してくれたりしました。

こうしてみんなで顔を寄せ合って本をのぞき込み、名前探しが始まりました。スタッフたちはこの診療所に、わが子と同じように、願いや祝福の気持ちを寄せてくれているのだと感じて、私は胸が熱くなるのを感じていました。

「先生、『花が咲く』って書いて、『ニコ』って読む名前がありますよ」

そう言いながら「花咲」の箇所を指差す彼女たちの顔がニコニコとほころんでいて、その瞬間、私はこれだ！と思ったのでした。

スタッフがみんなで考えて、自分たちの働く場に名を付けてくれたのです。私がつくりたいと思っている職場は、まさにそのような、スタッフが主役となってみんなで一緒に育てていくものです。

開業当初のスタッフは3人でしたが、今では14人にまで増えました。こうして私の新たなステージとなった歯科医院は、家族のようなスタッフたちに祝福されながらその幕を開けたのでした。

一人になる時間がしなやかな私をつくる

家庭にしろ、子育てにしろ、職場にしろ、人間関係のなかで最善を求める場合、取るべき行動に正解はありません。試験のように一つの答えが用意されていれば楽なのですが、そうではないため、どんな選択肢を取ろうと、その結果は自分で引き受けなければならないのです。

自己評価が低いと自分で考えて選ぶのが怖くなり、周りの意見に流されるようになっていきます。かつての私もそうでした。親に言われるがままに進路を決め、大学病院の中でも自分の意見を言えず、振り回されてばかりだったのです。

インポスター症候群という言葉があります。自分の実力で何かを達成し、周囲もそれを認めているのに、本人だけがその価値を認めず「たまたま運が良かっただけだ」と、自分の能力は見かけだけの詐欺師（インポスター）だと過小評価してしまうのです。このような言動は女性に多いとされていて、成功だけでなく、失敗も自分の実力が原因だと認められないため、わざと準備不足にすることもあります。

自分で自分の行動の結果を見届け、責任を取るのはとても気が重いものです。良い結果も、悪い結果も、自分で背負うと重荷になるから周囲の意見に乗っかってしまいたくなるのも心情としては十分に分かります。でもこの傾向は、あまり強くなると周囲との関係性に支障が出てしまいますから、うまく自分の特性と折り合いをつけていかなければなりません。自分の視点から自分自身を客観的に眺めることほど難しいものはないと思います。長い時間が経過すれば当時の自分と今の自分が切り離されるため、過去の言動を客観視させて冷静に振り返ることもできるようになるのですが、リアルタイムで自分の心と身体が感じていることを客観視して受け止め、弱っているところを見つけるのは難しいことだと思います。

そんなときは、一人になる時間をつくることが大切です。

自分を縛っているいろいろなことを周りの誰かに預けて、自分のためだけに使える時間をつくってしまうのです。将来的に役に立つ時間にしようと無理する必要はありません。むしろ、ちょっと贅沢かなと感じるくらいに、何も生み出さない時間を自分のために使うくらいでちょうど良いと思います。

美容院でヘッドスパをしてもらう、シアターで思いっきり泣ける映画を観る、水族館でぼーっとクラゲを眺める、一人カラオケで思いっきり歌う……まとまった時間が難しければ、公園に行って風に当たってくるだけでも構いません。そんな時間を、少しでいいのでつくってみるのです。

このときちょっとしたコツがあります。それは、五感と身体をたっぷり使うことです。それも、普段からよく使う視覚・聴覚・味覚だけでなく、触覚や嗅覚など身体全体の感覚を総動員し、声を出したり身体を動かしたりできると最高です。

自分の考えと同じくらい、感情面の動きも大切にしたいところです。何を心地よいと感じるのか、どんなものを嫌悪するのか、その傾向を知るため、落ちついて気持ちを客観視し、自分自身をよく観察することから始めてみればいいのです。

今という時間を、いちばん心地よいもので満たしていく、そうやって、うまく感情を切り替えていくのが、自分を大切に扱うことにつながっていくのではないかと思います。

今の私が、いちばん愛おしい

これまで紆余曲折という言葉では足りないくらい本当にいろいろな曲がり道を経て、私は理想の場所を築き、自分と周りのすべての人たちがより良く生きられる、心が豊かになる道を求めて働き続けてきました。大学病院、企業の診療室、沖縄の診療所、天草の診療所、そして開業……コロコロと勤務地が変わり、おかれる立場もそのたびに目まぐるしく変わっていきました。その落ちつきのなさを思うにつけ、我ながら苦笑するしかありません。

でも、その一方で、女性というのは多かれ少なかれ、こんな感じで自分の立ち位置がコロコロと変わり、自分とは何者かを考える暇も与えられずに人生を走り抜いているのではないか、とも思います。

子どものときは男女無関係に能力で評価され、何になりたいかを問われるのに、社会に出てみれば、補助的な役割を強いられたり、社会への貢献度に差をつけられたりします。結婚すれば名前を変え、妻として、母としての役割を周囲から求められ、時にはそれが義務としてのしかかってくることもあります。

そのたびに、「自分はいったい何者なんだろう」と不安定になりながらも、待ったなしの日常に振り回されて、はたと気づいたときには結局何ひとつ身についていないと不安になります。こういった不安は、広く女性にとってありがちな心のありようなのだろうと思います。

私は今、こんな不安定さも含めて私という人間をつくる一部分なのだ、と認めてあげたいと思っています。中途半端でいい、不完全でいい、矛盾していていい……至らない私のかけらがひとつながりになって出来上がっているこの私を私はまるごと受け止めて楽しんでいます。

PART 2

使命

女性として自信がもてるように
〝笑顔の花〟を咲かせたい

女性の生きづらさを和らげるために

私は、歯科診療を通じ、口腔環境や機能を整えることが気持ちを晴れやかにして、多くの女性たちが笑顔を取り戻していく姿を見てきました。大げさな言い方かもしれませんが、女性たちが少しでも生きづらさを和らげ、自分の手で幸せをつかみとってほしいという一心で、ここまでやってきたのです。

それは、とりもなおさず私自身が、目まぐるしく変わる生活環境のなかで、周囲の起こす状況や私自身の身体の問題に振り回され、流されて、私が何者なのか、何のために何をすべきなのかを自問自答しながらもがいてきたからです。

今でも、思うようにいかないことは日常的に起きますし、周りからの心ない言葉に落ち込んだり、逆に温かい言葉に励まされたりと、ジェットコースターのように気持ちが上下する毎日です。

それでも長い目で見ると、これまでの日々が今の私をつくり、結果的には私自身を磨き輝かせてくれたと、今なら分かります。

「ロバと老夫婦」という寓話があります。

ロバを引きながら老夫婦が二人で歩いていると、周囲の人から「ロバに乗らないなんて、ロバの使い方も知らないのか」と言われます。では、と女性がロバに乗ると今度は「婆さんだけが乗るなんて、怖い嫁の尻に敷かれている」と言われます。男性がロバに乗ると「爺さんだけが楽をするのか」と言われます。そこで、夫婦が二人でロバに乗ると「ロバがかわいそうだ」と言われてしまう、という内容です。どんなに良かれと思って行動しても批判してくる人はおり、すべての人を納得させることはできないのだという例えです。

周囲の人は、往々にしてこのような批判をしてきます。自分が取れる行動は一つしかありませんから、自分が最適と考えた方法について、判断した意図を丁寧に説明し、理解を得ようと努力はしつつ、仮に理解されなかったとしても落ち込まないでいる心構えが必要です。なぜロバに自分が乗ったのか、なぜ相手を乗せたのか、あるいは二人とも乗らなかったのか——そこにあるのは、自分の考えであり、自分の気持ちです。

解釈が人それぞれなのであれば、せっかくですから発想をポジティブに変えていきましょう。例えば、ロバを引いて歩く二人には、「足腰が丈夫で歩けるのはすばらしい」、どちらか一方がロバに乗っているなら、「互いをいたわり合い、支え合う優しさがすてきだ」、二人を乗せているロバには、「力強く頼りになるね」といった具合に応援する言葉を投げ掛けてみると、状況はまったく同じなのに、見える景色が一変するはずです。

自分が理想と思うものと周囲の環境とが一致していればこれほど幸せなことはありません。けれども、長い人生、往々にして意に染まない状況が訪れ、ロバの例えのネガティブな声掛けのように、周囲の無責任な評価に翻弄されるものです。幸せをつくるはずの関係性を強めようとすればするほど、自己肯定感を保ち続けるのが困難になって周囲の顔色を気にして受け身になったり、自分の価値を見いだせなくなって動き始めるのにためらいを感じたりして苦しくなるのだと思います。

そんなときは、まず深呼吸して、自分の考えや気持ちがどこにあるのかを確かめてください。そのうえで、現状を客観的に把握し、そのままの自分をまるごと受け止め、「ま、いいか」と言葉をポジティブに使って、前向きに進むためのアンテナを張るのです。どんなときも胸を張って自分を褒めて生きていければ、いつの日か心の豊かさを手に入れて輝く人になることにつながるのです。

私が感じてきたことは、多くの女性が抱える悩みと重なると思います。そんな人たちに、前向きに楽しく毎日を送る秘訣の一つに口腔環境を整える生き方もあるんだよ、と伝えたくてあれこれ挑戦するなかで、今の歯科診療の形になっていきました。

ありのままの私を輝かせる

ありのままの自分を受け入れ輝くためには、メンテナンスが不可欠です。ありのままでいいというのは何もしないでいいという意味ではありません。最高の状態を保つように毎日気を配ってこそ、その時々の姿が美しく感じられるのです。無精な状態でほったらかしの「ありのまま」では輝きません。

特に、見えないところをいかに磨くかということがカギです。表向きには誰にも見せない顔、誰も招かない場所、一人でいる時間など、普段は誰にも知られることのない部分を美しく整え、しっかりと保っていくことで、品格が生まれて輝きが増してきます。

このとき、歯科医療はとても身近で強い味方になってくれるはずです。

健康的な日常を送るための三大要素とされる「食事」「睡眠」「運動」は、口腔ケアと大きな関わりがあります。

食事では、噛む・飲み込むといった機能がしっかりと働くことが大切です。

睡眠では、鼻呼吸で脳を冷やし、肺で取り込まれた酸素をしっかりと血中に送り、免疫力を上げて病気やストレスからの疾患をブロックしていくことが重要となります。

また運動では全身の筋肉をほぐし、正しい姿勢を心掛け、歯にかかる力（食いしばり）のバランスを整え、身体の免疫力を高めていくことが大切になります。

さらに食事で気をつけてほしいのが食品によるｐＨ（水素イオン指数）の影響です。この値が酸性に傾くと歯の健康に大きな影響が出てしまいます。

身体のことを思ってお酢の入った食べ物や飲み物を摂取する人や、逆流性食道炎など口腔内が酸性になる病気の人は、急に歯が溶けてしまい、痛みが出ることがあります。特に年配の人は歯の根元が歯茎から露出していることが多く、そこに酸が作用して歯を溶かしてしまうため、歯の上のほうはきれいなのに根元だけが溶けて、きこりが木を倒すときのようにくさび状になってしまうことがあります。また、根元は歯が細く神経に近いため、大掛かりな治療が必要になることもあります。

口腔環境を整えるための行動は、歯科医院で口腔内をベストな状態にすることだけではありません。歯磨きや食事の取り方で口腔内の菌叢《きんそう》のバランスを保ったり、呼吸の仕方、睡眠の取り方や姿勢などで口腔機能を整えたりと、コツコツと自分だけの毎日の習慣でできることが多いのです。しかも、習慣を積み重ねるに従い、目に見える形で効果が出てきます。着実に、理想的な自分のスタイルに近づいていくことを実感できるのです。

例えば睡眠の取り方でいうと、20代前半のある歯科衛生士は、私からのアドバイスに従い口テープを横に貼って寝たら熟睡できたと翌日大喜びで報告してきてくれました。これは私自身が毎晩実践していることです。これを行うようになってから、前日までの偏頭痛も取れてすっきり目覚めることができています。すべての人に効果があるかは分かりませんが、ポイントは横一文字に貼り、お口から空気が漏れないようにすることです。
これはあくまで一つの例ですが、日常生活の習慣を改善することで、身体、そして口腔内の状態をより良い環境に引き上げ、肉体だけでなく精神的にも健康な状態を生み出します。心と身体の環境が良くなれば口腔環境も改善されていき、逆に口腔環境が良くなることが心と身体にも良い影響をもたらすのです。

ですから、歯科診療を、虫歯や歯茎の腫れなど口腔内に問題が生じてから受けるものと消極的にとらえず、もっと積極的に、心と身体を整えて生き方を軽くするための「とっておきのメンテナンス」として活用してほしいと思います。

四季の表情が豊かな日本では、気温や湿度の上下により自律神経が影響を受け、体内の水分量やホルモンバランスが乱れ、季節の節目で不調を訴える人がよくいます。口腔環境もその例外ではなく、歯茎の腫れやうずき、噛み合わせの違和感などが出やすいのです。季節ごとにお手入れを受けることで、調子が大きく崩れる前に心身をチェックし不調の兆しに気づくことができます。患者さんには「お口は健康のバロメーターだからね」とお伝えしていますし、お手入れの際に軽く交わす会話から気をつけたいところなどを知ることもできます。何より、口腔内を清潔で心地よい状態に保つことで、すっきり爽やかな気持ちになっていくはずです。

毎月、美容院を予約して髪、肌、爪をお手入れする様子をイメージしてみると分かりやすいでしょう。ヘッドスパやマッサージにトリートメントなどは、きれいに整えるだけでなく、施術のプロセスそのものがとても気持ちの良いものになっています。スタッフとの会話を楽しみ、心地よい空間と時間に満たされている、こうしたお気に入りの時間が、内側から輝かせる力のもととなるのです。


あるとき、口腔メンテナンスに来た人からうれしい言葉をもらいました。

「この時間がね、私にとっていちばんの癒やしの時間なんですよ」

髪のメンテナンスを行う美容院と違って、歯科診療は、ずっとお口を開けた状態になります。このため、メンテナンス中におしゃべりできるわけではないのですが、施術の前に最近の状態を聞いたり、施術後に軽い雑談などでこれからの思いを聞いたりすることもよくあります。その言葉は、施術後に「ああ、すっきりした！」と、晴れやかな笑顔で言ってくれたときのものでした。

「お口を診てもらったあとは、なんだか調子良くて、ご飯がおいしいのよね。なぜかしら」

これは別の70代の女性の患者さんからの質問です。実は歯科衛生士がメンテナンスをしながら頬や舌を刺激して口腔内をほぐしていることがその理由です。それを伝えると納得してとても喜んでもらえました。

口腔メンテナンスは単に不具合を見つけ出す機会としてとらえている人が多いなか、この患者さんたちはさらに踏み込んだ「癒やし」と感じてくれたのです。歯科診療により口腔内が気持ち良くなっただけでなく、施術の時間や診療所の空間を、サロンでくつろいでいるように感じ、安心して身を任せてくださっていたのだと思うと、歯科衛生士をはじめスタッフも私も、歯科診療に携わる者として、これ以上ない幸せな気持ちになりました。

こういったメンテナンスによって口腔環境が良くなれば、いくつになっても元気でいられると感じます。大正生まれの私の祖母は波乱万丈の人生を送り、豪快で無茶苦茶だった祖父を支え、祖父が亡くなったあとも70代半ばまで働き、80代には腎臓機能の低下から透析を勧められました。ところがそんなことはどこ吹く風で、透析もせずに晩酌を欠かさない破天荒な人でした。

祖母はとても朗らかで、いつも笑いながら「いいっちゃ。いいっちゃ（いいよ。いいよ）」と私たちを勇気づけて、元気にしてくれるパワーがありました。そして、なにより、舌の力は抜群でした。入れ歯の調子が悪いと言いながらも、好きなものは何でも食べ、晩年の祖母の口腔環境は今の私より良かったのではないかと感じています。

その祖母は97歳を目前に、体調不良になって自分で救急車を呼んで入院しました。しかし翌朝、まったく苦しむことなく眠るように他界しました。強力な「口腔の力」をもっていた祖母は、その生涯を通じて女性の生き方を私たちに示してくれたお手本のような人でした。私の最期も祖母を見習って周りに迷惑を掛けないようにと、「口腔美人」を目指し、口腔機能をせっせと整える毎日です。

整った美しさは、健康への近道

鏡の中の自分を見て、うっとり満足している人は、それほど多くないと思います。長時間鏡の前に陣取って髪をいじったり化粧したりするのは、少しでも見た目を整えて周囲の印象を良くしておきたいと思うからでしょう。鏡の向こうにいる自分がすてきだから眺めていたいというわけではなく、気になる部分がいくつもあるから確認したくなるわけで、自分の容姿にはコンプレックスだらけという人が少なくないのではないかと思います。

なかにはこんな姿に生まれてしまったんだし、もう仕方がないと思って諦めてしまっている人もいるかもしれません。

そんなとき、歯の並びや色をきれいにすることで、口元の見え方のコンプレックスが減り、小さな自信がつきます。これは、自分を大切にする観点からも、とても重要なことだと思います。

ちょっとしたことかもしれませんが、歯をきれいにしただけで口元を見せることに抵抗がなくなり、大きく口を開けて笑うことができるようになります。笑顔が生まれるとその分自信がついてきて、気持ちも明るくなってきます。笑顔の花が咲き続けることで、心のなかに幸せの種が増えていき、前向きに進む力が湧き上がってくるのです。

歯科治療でセラミックの差し歯を施術した患者さんのなかに、「私、今までこんなに気持ち良く笑ったことがなかった。なんでこんなに（口元を）隠していたんだろう」と、心からうれしそうに言う人がいました。無意識のうちに笑い方をコントロールしていたことに、初めて気づいたというのです。「今までは口元を手で押さえて控えめに笑うのが普通だと思い、特に違和感もなかったのだけれど、こうして大きく口を開けて笑った自分に気づいたら、ああ今までの私って、全然笑えていなかったんだと改めて実感したのです。子どもたちの前でも、私は笑うことをセーブしていたんだと気づかされました。これからは、子どもたちと一緒に心から笑って、楽しんで、すてきな時間をつくっていけます」

そう言って笑う姿を見て、ああ、本当に良かったと、私は泣きそうになるくらいうれしくなったのを覚えています。

私が見てきた人たちは皆、笑顔とともに元気を取り戻していきます。気持ち良く笑って、身体の免疫力が上がり、身体に元気が溢れてくるのです。表情は活発になり、顔色も目に見えて明るくなります。瞳に光が宿り、口角を上げて発声するため張りのある明るい声になります。背筋も伸びて、胸を張り動作もきびきびとしてきます。

歯がきれいになると心も身体も輝いてきて、自信がみなぎり、周囲の人が感じる魅力も自然と高まるのです。

歯科治療で若さを取り戻す

もう一つ、歯科治療がもたらす重要な効果があります。口腔環境を整えると表情や姿勢にも良い影響を与えるため、見た目にも若々しさが感じられるようになるということです。

「見た目が〇割」という言い方もあるように、なんだかんだ外見が美しい人は得をするように感じてしまうのが世の常です。特に女性はこうした表面上の印象を良くしようと見た目の美しさを追求し、振り回されてしまうことが多いようです。

自分を優先するのは利己的と周囲に思われそうだと心配になる人もいるかもしれませんが、すでにそう考えている時点で他人からの視線が気になり自分を縛っていると気づいてほしいのです。自分の思いと素直に向き合うのは、自己中心的なわがままとは異なるものです。

常識や周囲の意見は自分でどうにかできるようなものではありませんし、人それぞれ見方が異なるのは当たり前のことですから、他人の目はちょっとだけ脇にやって、まずは自分が何を大事にしたいのか、心の声に耳を傾ける時間がとても大切です。

歯科治療で全身の美しさを手に入れ、幸せになったと言ってくれた患者さんもいました。

かなり年配で、初めて診察したときは歯周病が進んでいて、歯もボロボロでした。口腔機能だけでなく身体機能も認知機能も、かなり弱っていました。高齢だから仕方ないといってしまえばそれまでですが、思い切って矯正で歯をきれいにしてみることを私は提案しました。

歯がきれいになったことで、その人は一気に若い口元になったとスタッフや家族と一緒に喜んでいました。さらに驚いたことに、1カ月ほど経って会ったときには、口元だけでなく全身が若返っていたのです。

白髪を染め、きれいにまとめていました。こざっぱりと品の良い服を身につけ、ボタンもきちんと留めています。靴も、服に合わせたおしゃれなものを履いています。動作はゆっくりとしていましたが、背筋を伸ばして杖を使い、医院までしっかりとした足取りで来たのです。もちろん、とびきりのすてきな笑顔を浮かべています。

美しい歯がもつ力ってなんてすごいんだろうと胸を打たれ、私のやっている診療は間違っていないのだと勇気をもらい、心から感謝の念が湧いてきました。

出産や乳幼児の子育てで踏ん張りたい間は自分の歯を維持しておき、ある程度子どもたちのことにも目鼻がついて、自分の人生の後半を考えるようになる40代や50代になったとき、これまで子どもたちに集中していた意識やお金を自分のために向けてみようという流れはごく自然なことのように感じます。

40代は、活発になった子どもたちと一緒に外へ出掛けていろいろな経験をしたり、いろいろな仕事を任され、さまざまな人とつながって自分の可能性を広げたりする年代です。こうしたジャンプアップのきっかけとするために、また、これまでの関係性に新しい風を吹き込み、さらにすてきなものにするために、歯科治療は強力に背中を押してくれるのです。

実は、私自身も前歯3本に、人工ダイヤモンドのジルコニアの差し歯が入っています。私たちの年代に多いことですが、1960〜1970年代に一般的に処方されていた抗生物質を服用したために、歯全体に茶色い縞模様が入ったような状態になってしまっていました。そのうえ、その前歯は中学生のときに顔面にバレーボールを受け、そのときの衝撃で歯の治療をした際に神経を抜く必要があったため、特に変色が激しかったのです。

このこともあって私は若いときから自分の前歯にコンプレックスをもっており、20代の前半あたりからいつかきれいにしたいと思っていました。

ただ、私も子育てにある程度めどがつくまで歯を削るのは見合わせようと、30代が終わるまではホワイトニングでもたせ、40歳になって前歯をきれいにしてもらいました。

前歯がきれいになると、不思議なもので、自分でもびっくりするくらい自然に笑えるのが分かりました。それまで、笑うときに口元を隠したり、話をするときにも気にしてしまったりするところがあって、「歯医者のくせにきれいな歯じゃない」ということがコンプレックスでした。それが、前歯3本をきれいにしただけで、軽やかに顔を上げて笑うことができるのです。思っていた以上に、歯を美しくすることが自分に自信を与え、積極的な行動を生み出していくのだと、身をもって実感しました。

治療を受けたいけれど勇気が出なくて迷っている患者さんに、「ほら、私もきれいにしたらこうやってよく笑えるようになったんですよ」と言って、少し後押しできるようになったかなと感じます。

審美歯科治療は、必ずしなければならないものではありません。それでも治療を受けた人たちのいきいきとした様子を見ていると、明るく楽しい心を保つことで周囲との関係性を維持することができ、人生を豊かにすると実感します。

呼吸は口からではなく鼻から

お口は空気を身体に取り込む、「呼吸器」という大きな役割も担っています。ただし、基本はあくまでも鼻呼吸です。口呼吸でも空気が入って息はできるのだから問題ないだろうと考えている人も多いのですが、鼻呼吸が重要です。鼻腔を通ることによって空気中の細菌やウイルス、ほこりといったものが毛や粘膜にくっついてブロックされ、その奥にあるリンパ組織もガードしてくれます。さらに、鼻の中を通るうちに適度な湿り気とぬくもりを与えられているため、肺に空気が入ったときに、効率的に酸素の交換が行われて、全身の免疫力が上がっていきます。

呼吸にも質があるということは、自分がどんな呼吸をしているかを意識して確認してみると分かります。呼吸は止まると死んでしまいますから、普段は無意識にしているものです。鼻呼吸なのか口呼吸なのか、どの程度深く息を吸ったり吐いたりしているかなど、意識的に観察することで、呼吸にも質があるのだと気づくはずです。

そして、鼻呼吸を行っているときの口腔内にも意識を向けてみます。実はお口にも正しい姿勢があります。正しいお口の姿勢は唇を軽く閉じ、その状態で上下の歯に1～2㎜ほどの隙間があり、上あごに舌が軽く触れています。この状態では口呼吸ができないので、もし呼吸に難しさを感じたら、普段から気づかないうちに口呼吸が増えてしまっているということになります。

口呼吸で前歯が乾燥した状態が続くと虫歯でもないのに、前歯の神経が傷んでしまうことがあります。歯茎も乾燥すると、もったりと厚みのある真っ赤で不健康な色合いになります。せっかく治療した歯をより長くもたせるためにも鼻呼吸は効果があります。

なにより口呼吸は、唾液量が減り、口腔内の細菌量が増えるため、虫歯や歯周病が進行してしまいます。

呼吸は、姿勢とも深く関わります。ヨガやマインドフルネスなどをやってみたことのある人なら、呼吸をとても重要視しているのをご存じかと思います。鼻から吸って身体の奥まで空気を通そうとすると、肺を広げるために横隔膜を動かします。すると、自然と背筋が伸びてくるのを感じるはずです。正しい呼吸や姿勢を意識して、より健康になってほしいと願います。

若さを保つには「舌」にも注目

口腔環境というと、歯や歯茎の印象が強いかもしれませんが、もう一つ重要なのが「舌」です。私は診療の際、よく「舌を大事にしてあげてね」と言います。舌を出すという言葉にはあまり上品な意味がなく、口腔外に出して舐め回すような行為は慎むようしつけられていますから、舌の重要性について考える人はそう多くないと思います。しかし、この舌が、ものを食べたり飲み込んだりするだけでなく、声を出したりなめらかで聞き取りやすい言葉を発したりと、口腔機能の要ともいうべき存在として、大活躍しているのです。

以前、久しぶりに来院した患者さんで、びっくりするほど舌が硬くなっていた男性がいました。何かで固めたのかと思うくらい、舌がカチカチでバキューム（診療中の水を吸う機械）を使うのも一苦労でした。身体の調子が悪いのではないかと尋ねたものの、詳しくは話してもらえませんでした。抜歯適応の歯があり、全身状態も良くないことから、総合病院の口腔外科を紹介したのですが、その後、その患者さんが亡くなったという話を聞きました。40代の若さでした。あまりの急な展開に、まさかという気持ちで驚いたと同時に、あのときもっとほかに何かできたのではないかと思うと、悔しいような、もどかしいような、悲しい気持ちでいっぱいになりました。舌が硬いかどうか、舌を上手に動かすことができているかどうか、自分で把握できているという人はあまりいません。口腔内に水を含むのが苦手だったり、すぐにおえっとなったり、錠剤がうまく飲み込めない人は舌の機能に問題がある可能性があります。年配の人だけではなく、子どもを含むすべての年代に舌の機能が衰えている人がいます。

またよくある猫舌の人も要注意です。猫舌は舌をうまく使えていないことで、舌先のセンサー部分に熱いものが触れてしまうのも一つの要因です。そういった人は舌が正常な位置よりも低い位置にある場合があり、この状態は低位舌《ていいぜつ》といってトレーニングで改善されることがあります。

舌は筋肉でできていますから、適度な弾力と動きの良さが必要です。舌の力は、舌圧測定器で測ることができます。介護の必要な患者さんへ訪問診療に行くこともよくあるのですが、寝たきりになった患者さんなどで、急に舌圧が下がっていて「あれ、大丈夫かな」と思っていると、まもなく亡くなってしまったということもあります。舌の機能が落ちると、食べることも、飲み込むことも、話すことも難しくなり、呼吸も浅い口呼吸となり一気に身体が弱ってしまうのです。

ちょっと脅かすような話が続きましたが、ポジティブに言い換えると、「舌の機能を整えれば、口腔内の力が強化され、全身が元気になる」わけで、一石二鳥にも三鳥にもなる「若返りの要」ともいえるのです。

舌を鍛える方法として、舌回しがあります。舌回しのやり方はお口を閉じたまま、舌先を上下の歯の外側に沿うようにして、舌をぐるりと大きく動かします。そのほかにも舌でスプーンを押し戻すやり方や、専用のトレーニング用具を使う方法もあります。

訪問診療に行って、最近ご飯を食べていてむせるといった相談を受けたときなどは、この舌回しをしてもらうようにしています。あるときも、舌回しのやり方を教えて次の訪問時にその後の様子を聞くと、家族が弾む声で「むせる回数が減ってきました！」と教えてくれました。本人もとても楽になっているようで、笑顔を浮かべていました。

舌回しには意外なメリットもあって、二重あごや顔のたるみにも効果があります。ほうれい線も薄くなり、顔から首まですっきりしてくるので、美容のためにもぜひ舌回しを習慣づけてほしいところです。

年を重ねながら、明るい笑顔を増やして

更年期を迎えたり、介護の必要な状態になったりすると、なかには、「もう自分は年だから仕方ない」と諦めた気持ちになって、歯のお手入れの優先度が低くなる人もいます。私はそんな人にこそ、「まず、お口の中を大事にしてほしい」と伝えたいのです。年を重ねるなかでも幸せな時間を増やすことを諦めないでほしいと願います。

口腔環境は、心身の健やかさにつながる「命の窓口」です。口腔機能が

整うことで、食事も会話も楽しめます。自分で呼吸し食べ、飲み、周囲の人とコミュニケーションが取れることは、単なる生命の維持ではなく人間としての尊厳をもって暮らすうえでの基本でもあります。口腔環境を整えるのは健康な暮らしの出発点とさえいえるのです。

自分のためにも、将来、周囲の家族や身近な人たちに迷惑を掛けないためにも、まず口腔内をきれいにして、機能を整えることを心掛けてくださ い。全身だけではなく、心の状態の回復にもつながって、元気を取り戻し、幸せな笑顔が増えていることに気づくはずです。

年齢を重ねると口腔機能はどうしても低下していきます。特に女性は、更年期という体質が変わる時期があり、気がついたときには大幅に身体機能が低下していたということもよくあります。口腔機能をしっかり把握しておくことで、体調の変化にも気づきやすくなり、適切なメンテナンスによっていつまでも若々しく健康な状態を積み上げていくことができるというわけです。

今の自分の心身の状態をいちばん分かっていない、もしくは知っていても見ないふりをしているのは自分自身ということもあります。もちろん極端な状態になれば誰の目にも分かりやすいでしょうが、毎日徐々に変化する心身の状態については、都合が悪いことには目をつぶりたくなる心情もあいまって、感覚だけで把握するのは困難になります。ここで重要になるのが検査です。

数ある検査のうちの一つに、口腔機能が弱っていないかを調べる検査があります。歯科検診ほど一般には知られていませんが、舌の運動能力をはじめ、嚥下機能の状態、唾液の分泌量など、口腔全体の整え方を見直すきっかけにもなりますし、検査で自身の口腔内の状態や口腔機能の強さを客観的に把握することで、心地よい状態や体調の良い状態が分かるようになります。検査のあとで、唾液の分泌は問題ないけれど、舌圧が少し低下気味だから、こんなトレーニングをやってみて、といった形で日常生活でのポイントを伝えています。そうすると皆さんに会うたびに、どんどん口腔内が若返っていき、雰囲気も活力が増していきます。舌の動きを少し意識するだけで口呼吸も減ってきますし、口周りの動きもなめらかになってくるのです。

訪問診療先で舌を優しく刺激するベロタッチを行った患者さんにもこの検査を行っていました。しばらくすると、その効果を目の当たりにした介護をしている家族やケアマネージャーの人が興味をもって同じ検査を受けようと来院されたのです。患者さんを支える家族の健康のためにも、この診断が広まってほしいと願います。

エステやスパで肌の調子を見てもらうように、お口の調子も見てもらえばよいのです。基本の機能を整えておいしくものを食べたりきれいな発音になったりすると、自信がついて気持ちも明るくなり、笑顔も増えていくはずです。元気な間に一度、自分の「口腔の力」を確かめてみることは、その後の生活を大きく変えるきっかけになると思います。

女性ホルモンの変化を味方につけ、幸せな今をつないでいく

口腔内を診ていると、ストレスのサインが出ていると感じることもしばしばです。

例えば、歯槽骨の隆起＝骨隆起です。無意識のうちに歯を食いしばると、あごの骨にでこぼこができるのです。ほかに、舌の両側が歯の形にひらひらと縁取りができたようになっていることや、頬の内側に筋が付いていることもあります。これらも、お口に不要な力が入ってしまっている結果の

表れの一つです。

このような場合、本人はまったく気づいていないことがしばしばあります。来院時の問診でもごく普通の体調だと話され、一見元気なようにも見えるのですが、口腔内は嘘がつけません。それで診察時にさりげなく、「もしかして今、何かお困りごととか、ありますか？」と聞いてみることもあります。

こうした心身の不調を軽くするためには、虫歯治療や歯周病治療でしっかり噛めるような形態修正を行い、正しく機能させることができるようにすっきり整った口腔環境をつくりつつ、生活習慣の三要素――食事、睡眠、運動――を見直すことが重要です。特に睡眠と運動は、メンタルにも直結する重要な要素です。規則正しい生活と腹八分目、身体をよく動かして自律神経を整えることが、口腔環境の改善にもつながり、心と身体をしなやかにすることにもつながっていきます。

とはいえ、一度不調を取り除いても、同じような生活を続けているとまた悪くなるのも事実です。

例えば骨格などは日々の生活のなかで形成されていきますが、姿勢が悪いと猫背や腰、骨盤に歪みが出てきます。そしてその状態で身体を維持しようとすることで噛み位置がズレて、口腔内だけではなく、身体にさまざまな症状を起こしてしまうこともあります。

私のクリニックに来ている患者さんのなかでも、同じような生活をしている年配のご夫婦で同じような場所の歯だけが残っていて、同じような入れ歯の形になっている仲良し（？）ご夫婦も数組います。

人間は身体をほかの誰かと取り換えたり、新しく作り直したりすることはできません。現在の健康状態は過去の生活習慣の結果であり、また現在の生活習慣が、未来の自分をつくるのです。

わざわざこんな当たり前のことを伝えるのは、この「人生ってずっとひとつながりなんだ」ということを、誰もがつい忘れて今の状態をとらえてしまいがちだからです。

ひとつながりの私を、前向きに受け止めてみることで、世界の見え方も変わっていきます。今がちょっと苦しいときだったとしても、この時間が未来の私を育てているのだと思って、できる限りの方法で今の私を大切に、できることからやってみるのです。プランターに撒いた花の種と同じです。今はまだ土の中で根っこを伸ばし、芽吹きを待っているときなのだと、水やりして待つときなのだと考えるわけです。

何もかもが嫌になってリセットしたくなるほど大きな波が来ることもあ

ると思います。そんなときも、これからの私へ引き継ぐために必要な困難なのだと考え、今の私を大切にしつつ毎日を過ごすことで、理想とする自分に近づいていくことができます。

私のなかに起きる変化を予測し、幸せのかけらをつかむ

自分の身体がどのような状態にあるのか、常にすべて正確に知っている人などいません。しかし、何も知らないでいると、心や身体にコントロールの難しい変化が訪れたとき、それを乗り越えるのはあまりにも大変です。無事に乗り越えるためにも、自分の心身にどんな変化が起きるのか、その可能性を知っておくことはとても重要なことになります。自分の身の上に何が起きるのかを知り、予測できるようになれば回避も対処法も考えやす

くなります。必ずそのとおりになるシナリオではないものの、起こるであろうことを予想し、うまく立ち回りながら幸せを引き寄せていけるようになるはずです。

女性の場合、ホルモンバランスの関係で、大きく3つの波が訪れるといわれています。まず思春期、次に妊娠・出産期、最後に更年期です。十数年おきに心と身体に大きな変動が起きます。このタイミングで、女性ホルモンの分泌量が大きく変わり、この変化によって心身も不調をきたすのです。

また、この女性ホルモンは、比較的安定した時期・環境においても、毎月小さな波をつくって変動しています。生理前後のつらい症状なども、女性ホルモンのもたらす影響で引き起こされています。

こうしてみると、つらいことばかり強調されているようで気持ちが沈んでしまいますが、自分の身体の中で、女性ホルモンの変化によって起きていることを知っておくと、全体像が把握しやすくなり、「ひとつながりの私」のイメージももちやすくなるはずです。

当たり前ですが、自分という人生を歩むのは誰もが初めてのことで、すべてがリハーサルなしのぶっつけ本番で乗り切っていかなければなりません。このとき、女性ホルモンの変化と心身の調子への影響を知っておくと、大きな航海図を手に入れたようなもので、ホルモンが変化したときの対処を考える際も、高みから見通して進めるようになります。

さらには、その波をうまく乗り切れるように、先手を打ってホルモンバランスの調整を積極的に行うことで、心と身体をまるごと受け止め、大事にしていくことにもつながります。我慢しなくていいのです。もっと欲張って、豊かな心と身体をつくっていってほしいと思います。

女性ホルモンの変化によってよく起きることとして、例えば月経が近づくと頭痛や腹痛、腰痛などのほか、イライラしたり食欲不振になったり、疲れてやる気がなくなったりします。攻撃的になるときもあれば憂うつ感が増し落ち込むこともあります。

また、月経が始まってからは、貧血、出血による痛みやだるさ、吐き気や浮遊感などの症状が出てくるケースもあります。

困ったことに、こうした症状は人によって異なるため、女性同士でもなかなか痛みやつらさを共有することは難しいものです。しかし、女性ホルモンの変化とその影響を知っておくことで、こうした症状が出たときや生理痛が起きたときに、身体の中のホルモンバランスのせいだと割り切り、前向きに当面の過ごし方を考えられるようになります。

口腔内の変化でいうと、月経前には、歯茎の腫れや歯磨きでの出血といった症状が出やすくなります。口腔内の渇きやネバつき、口臭の強さを訴える人もいれば、なかには歯茎のムズムズ感を強く感じる人もいます。睡眠不足、職場や学校、家庭での疲れなどによって免疫力の低下が加わると、歯茎の痛みはより強く感じられます。睡眠不足や疲れなどからくる免疫力の低下も、口腔内の違和感を強くします。

女性ホルモンが豊富な環境を好む歯周病菌もいて、ホルモンバランスの変化を受けて活動性を増し、歯肉炎から歯周病を起こす可能性もあります。

更年期になると、今度は女性ホルモンが減っていくことで体調を崩すようになります。女性ホルモンが減ると、自律神経のコントロールがうまくいかなくなって、発汗や体温調整の不調によるのぼせやほてり、頻脈、動悸・息切れ、血圧の変化、耳鳴りやめまい、頭痛などが起こるのです。

また、加齢による血流の停滞や筋肉の衰えもあって全身のこわばりに悩まされる人も多く、精神的な症状では、イライラや不安、うつ、不眠なども見られ、心身全体にさまざまな症状が起きるようになります。

更年期の症状が出る頃は、ほかにも病気が起きやすくなるため、体調不良が何を原因として起こっているのかが分かりにくいものです。一般的には身体の異常が見つかったらそれぞれの科へ、見つからなければ更年期の症状と考えて対処することになると思います。

更年期における口腔内への影響としては、歯茎がただれるように腫れ、ひりひりとした痛みやかゆみがゆくなったりすることがあります。食事が困難になるほど歯茎の痛みを訴える人もいます。

また、全身の骨密度の低下が進み、あごの骨密度も減ります。このため、あごの骨の一部である歯槽骨がもろくなって、歯を支えるのが難しくなってくる可能性があります。さらには、歯周病が悪化したり、口腔内が渇きやすくなったりして、口内炎も起きやすくなります。

閉経までの間、女性ホルモン量は増えたり減ったりを繰り返しながら、少しずつ低下していきます。これに伴い、月経の周期や量がばらつくなど、先に挙げた症状がさまざまな形で出現し、女性ホルモン量が少ない状態に身体が慣れると次第に症状も軽くなっていきます。

診察に来る人たちを見ていると、更年期は、こうした身体的な症状もさることながら、精神的なダメージを受けている人が多いように思います。自分の体調に大きな変化が起きるタイミングと、生活環境の面でも悩みごとの多い時期が重なるからでしょう。子どもが大きくなって教育にお金が掛かったり、親の介護が必要になってきたりと、社会的状況が大きく変化し、しかも今のご時世、大小さまざまな心配ごとだらけでストレスが大きくなって、眠れない、食事の味がしないなどの症状が出始め、心理的に追い詰められていくこともあります。変化を予測して、より豊かな人生につながる道を歩み続けていってほしいと思います。

若々しく老いるという考え方

若々しく老いるというのは、年齢を重ねても自分の身体を健やかに保つということです。口腔環境を整えるのは、食べる・話す・呼吸するという、口腔の三大要素を維持することになります。お口は「健康管理のいちばんの近道」だと、私は感じています。口腔環境を整え、食べる力、話す力を回復した患者さんは、時に驚くほど元気を取り戻すこともあるのです。

高齢の人で、娘さんの家の近くにある介護施設に入るために、ほかの地区から越してきたご婦人が来院したことがあります。初めて来院したときは、杖を突いて、娘さんに支えてもらいながら歩いていました。入れ歯の具合も良くなくて、なかなか食べることができないというのです。見ると、ご本人の歯は1本だけ残っていました。それがかえって邪魔をして噛み合わせを悪くしていたので「もうこの1本、取っちゃいませんか？」と提案したのですが、「最後の1本は残したい」とのお返事で、その歯をとても大切にしていました。そこで娘さんと相談し、ご本人の意向に沿った入れ歯の調整で治療を進めることにしました。

しばらくすると最後の1本の歯が自然に抜けてしまったため、総義歯を新製し使用してもらっていたのですが、数カ月ほど経ってその人が娘さんとともに来院したとき、杖を使わずしゃきしゃきと歩いてきたのです。「あら、杖なしで歩けるんですね」と声を掛けたところ、「いや、なんだかこの頃ご飯がおいしくてね」と笑顔で答えてくれました。

来院当初は、どことなくぼんやりとした視線で、受け答えも娘さんを介してでないと分かりづらかったのですが、噛み合わせを安定させただけで、口腔機能が改善され、頭もすっきりとした様子で受け答えもしゃきっとできるようになり、こんなに回復するのだとこちらも驚かされてしまいました。

1年ほど経ったとき、医院に姿を見せてくれた娘さんに「その後お母さんはどんな具合ですか」と聞いたところ、なんと施設を出てご自宅に戻り一人暮らしをされているというのです。これには大いに驚かされました。口腔内をきれいにしてバランスを整えると、しっかり噛めるようになるので食事もおいしく味わえるようになります。また、血流が良くなって頭の働きもしっかりし、体幹も整うのでまっすぐ立てるようにもなります。

結局その人は、数年後、住宅のまま安らかに亡くなりました。娘さんによると、亡くなる前は大きな不調もなく、「本当に理想的なピンピンコロリだったんですよ」ということでした。

私たちが現在訪問診療で訪れている患者さんの最高齢は99歳です。認知症を患っており、歯磨きさえも忘れているようなのですが、受け答えは明快で、言葉遣いも立ち居振る舞いもとても上品です。その秘訣は何かというと、いちばんの理由は、やはり舌圧が強くしっかりしており、口腔機能が保たれているからだと思います。一時期骨折して入院し、退院したタイミングで訪問したときは、驚くほど一気に弱ってしまっていたのですが、歯科衛生士が頬のマッサージをしたり、舌をちょんちょんと刺激したりと、口腔機能が復活するようケアをしていたら、いつの間にかまたしっかりとした状態に改善していました。

近年、介護を必要とする後期高齢者が増える一方で、介護の担い手は少子化のため減り続けています。実際、私もこれからそういう年齢になっていきます。母を見送り、私自身も誰かのお世話になるときがくるはずです。人間、皆お互いさまとはいえ、できる限り誰の手も煩わせることなく元気に過ごし、もし介護が必要な状態になったとしても、周囲の人たちの負担にならないように亡くなりたいものだと、いつも家族やスタッフと話しています。そのためには「お口の終活」も必要です。日本では、歯を残す歯医者は名医とされることが多いのですが、時と場合によるのです。諸外国では、健康に害を及ぼすような歯はさっさと抜歯し、より機能的になる方法で治療を行います。私はある程度の年齢を重ねた人には無理をして調子の悪い歯を残す必要はないとお伝えしています。抜歯適応になってしまった歯を大事にした結果、身体のバランスを崩す人を見てきましたし、ある日突然、体調に大きな変化があり、抜歯ができない身体になってしまった人も多く見てきたからです。食事するのに支障が出るほど大きく揺れ動いたり、歯の根っこが割れてしまったり、根の先に大きな病巣をつくったりなど、身体からこの歯はいらないよというシグナルが出ているのに、無理に残すことで、かえってリウマチや糖尿病などの全身疾患を悪化させる場合もあります。

理想的な最期の時を迎えるために、舌の機能がしっかりした口腔環境はとても重要です。舌の機能をしっかり保つことで、日本人の死亡原因上位である誤嚥性肺炎の予防にもつながるのです。

私の見た範囲で舌の機能が良い人は、認知症になっても温和な人が多く、問題なく診療ができます。舌圧が低いとおそらく苦しさが増すようで、お口を開けてほしいと言ってもなかなか開けてくれず、開けたあとも顔を振ったり身体をよじったりして動くので、診療も難しいことがしばしばあります。日常的に介護に当たる人からすれば、ちょっと食べさせたり飲ませたりするだけでも大変だろうと感じます。それが、舌圧の高い人だと舌がある程度動くため発語も明瞭なので何をしてほしいのかが分かりやすいですし、飲み込む力もしっかり残っていることが多く、長く普段どおりの生活を続け、家族と一緒の穏やかな時間を過ごすことができるわけです。

若々しく老いるという考え方は、美しさを保って生活を楽しむという意味でも大切ですし、またそれ以上に、自分の最期の時をいかに穏やかにするかの視点からも、とても大事なことだと感じています。

幸せオーラを広げ、もっと輝くために

人間は、「人の間」と書くように、人と人との間にできる関係性で成り立っている存在だといえます。

パートナーを得て結婚し、子どもを授かり、育児だ教育だと走り回っている間は、いつも時間に追われて自分の時間をもちたいと切望していたのに、いざ子どもが独立して、自由な時間がたっぷりできると、いったい自分は何をやりたかったのだろうとうろたえてしまうという女性も少なくありません。足元に大きな穴があいてしまったような心もとなさにさいなまれるのです。更年期の不具合と社会的状況が変化するタイミングが重なりでもしようものなら、イライラや不安がピークになって、苦しさも倍増、症状も重くなってしまいかねません。

これを、いわゆる「空の巣症候群」だろう、子どもは所有物じゃないんだし、いつか親元を離れていくのが分かっているのだから、もっと前から準備して精神的に自立しておくべきだ、と言うのは簡単です。

しかし女性は、娘、妻、母と役割によって求められることも異なり、それをこなすために努力をしています。頑張っているからこそ、変わっていく自分をポジティブに受け止めて、その役割を楽しむことがもっとできるようになれば良いと願っています。

生きていけば周囲の環境は必ず変わっていきます。子どもの頃の親きょうだいに始まり、学校に通うようになると友達や教師、就職すれば上司や同僚、結婚すれば夫、子どもが生まれればわが子、同じ人との関係でも、互いに年齢を重ねるごとに少しずつ変わっていきます。

リハーサルなしの人生ですから、間違ったこともたくさんしてしまうかもしれません。「あのときちゃんとしておけばよかった」と後悔することもあって当たり前です。でも、それでいいのです。そんな経験も含めて、まるごとひとつながりの自分なのですから。不完全だからこそ、これから満たしていきたいものを見つけ、新しい自分になっていけるといえるのです。

更年期を過ぎ人生の終盤に差し掛かると、口腔機能を含めた身体の機能は日ごとに低下していきます。しかし、経験を重ねて知識が蓄えられていくなかで、人はより成長し、豊かになっていくのです。年を経るごとに幸せを増やし続けていけたらすばらしいことです。

私は歯科医師として、口腔環境を重視していますし、これをケアすることで笑顔と若々しさを保ち、自分らしく、自信をもって歩む女性をたくさん見てきました。さまざまな悩みに苦しむ人から相談を受ければ、まずは口腔機能を回復しましょうと確信をもって答えます。ただ、当然のことですが、そういった悩みを解決する方法は決してこれだけではありません。

道は一つではありません。さまざまな思いに悩み、迷い、矛盾してしまう状態も自分の一部です。それらを全部受け止めて、夫や子ども、同僚、友人などたくさんのつながりに支えられていることに感謝しつつ、これからの最適なルートを見つければいいのです。

顔を上げ、明るい笑顔で過ごし、前に進める風を感じたら、これまでの自分と周囲の人たちを信じて帆を張り、進み出すのです。

PART 3

願い

妊娠・出産――これから母親になる女性の健康な未来を祈って

母として、妻として、歯科医師として

私はずっと、母として、妻として、また一人の歯科医師として、長い間揺れ動いてきました。

子どもを授かったと分かった途端、切迫流産の危険があるからと即入院し、そのまま出産までの8カ月以上を病院で安静にしていなければなりませんでした。当然ながら、当時勤めていた天草の歯科医院では突然長期の休みを取ることになりました。子どもを授かったということはおめでたいことのはずなのに、突然の長期休暇でみんなにとても迷惑を掛けたという気持ちになってしまいました。

また、天草へ移った際に夫は会社を辞め、フリーランスになって日がまだ浅く、収入も安定していませんでした。そのため私のほうが主力となって働く必要があり、休暇中は保険と傷病手当でしのぎ、子どもを出産したあとは法定期間の産休のみ取得し、8週間で職場に復帰したのです。

ところが、ようやく復職し、さあこれからと考えていた2日目の夜、子どもが高熱を出しました。測ってみると41度を超えていて、体温計が壊れたのかと思ったほどです。運の悪いことにその日は土曜日で、まもなく日曜に替わろうかという真夜中です。震える手で病院に連絡したのですが、天草という地方の医療体制ではそのとき赤ちゃんの急患対応はできないと言われてしまいました。むろんドクターヘリを飛ばせるわけでもありません。翌朝には小児の先生が出勤してくるのでそれまで待ってほしいと言われ、仕方なく、茹で上がったように熱い子どもを抱きながら夜明けを待ちました。ああ私は、せっかく頑張って生まれてきてくれたこの子の命を守れないかもしれないと思うと、みぞおちのあたりがきゅっと冷たくなってくらくらしてきました。

朝になり、ようやく病院で子どもを診てもらうと、そのまま入院です。医師からは、生まれてまだ2カ月も経っていないこの時期にこれだけ高い熱が出ているのだから、脳に障害が残るかもしれないとも告げられました。

小さな腕に点滴の管が付いた子どもを見た私は、何も考えられず、まるで時間が止まったかのように感じました。実は、妊娠中も何度か流産や早産の危機に遭っていて、「今晩が山です」と言われたことが3～4回あったため、生まれてからも、こんなことになるのかと思ってやるせない気持ちになってしまいました。

また、妊娠中には主治医から「もしかしたらキャラクターの濃い子（発達になんらかの特徴がある子）かもしれませんよ」とも言われていたのです。出生前診断を受けますかと聞かれ、どんな子だろうと私たちの子として生まれてきてほしいからと言って検査は受けませんでしたが、点滴の管につながれて眠っている子どもを見て、この子の未来に対して覚悟を決めないといけないと、大きな壁に立ち向かっていくような気持ちになっていきました。

入院してしまえば、赤ちゃんへの対応は病院が行います。そのときは選択の余地もなく、産休明けの職場復帰1週目は、子どもの入院先からの勤務となったのでした。朝、夫と付き添いを交代したらそのまま職場へ向かい、勤務後はいったん家に寄ってシャワーを浴び、荷物をまとめて病院へ向かい、夫と入れ替わるといった毎日を送っていました。ほかにやりようのない状況だったのに、やたらと後悔や自責の念に駆られてしまい、「私ってこんなになってしまうまで、いったい何をしているんだろう」と、泣きながら運転した夜もありました。

歯科医院という職場は、歯科衛生士や歯科助手など、多くの女性が働くところなのですが、働き方に関していうと、旧態依然としているところが今でも多く残っています。

子どもが緊急入院する前の妊娠から出産までの期間に、私は職場にすでに多大な迷惑を掛けてきていました。一度復帰していた以上、職場は私の働きに期待して勤務予定を組んでいるわけですから、今いるところから通える手段で通ってきてもよいというのは、むしろその頃の状況から考えれば優しい配慮だったのかもしれません。ただ、当時はそんなことを思う余裕もなく、がむしゃらに突き進もうとしていたのです。

交代で子どもに付き添っていた夫は、「なるようになるさ」と言ってくれ、私のおかれた立場を理解し、私たちの生活を貫いてくれました。周囲の人に頼ってばかりで任せっぱなしの家事・育児になってしまい、申し訳ない気持ちでいっぱいの私にも、「この子はうちに生まれてきてくれたのだから、それでいいんだよ」と言ってくれたのです。

夫のこの声掛けは「この形が私たちのスタートなんだ、ここから出発でいいんだ」という肯定的な現実直視の言葉でした。夫は、私たち家族の形を、私と同じ視点で一緒に考えようとしてくれていたのです。

同じ方向を向き、一緒に前を見て走ってくれるパートナーがいたことに、本当に感謝しています。

赤ちゃんをお腹の中で育んでいるお母さんへ

私が世の中のすべての妊婦さんに伝えたいのは、妊娠中はとにかく無理をせず、穏やかに過ごしてほしいということです。体調の変化を少しでも感じたら、すぐに休むこと。その心と身体のゆとりが、のちの幸せをつくります。

女性は自分を後回しにして動いてしまいがちです。しかし、赤ちゃんが母親のお腹の中にいる間に自分を後回しにしてしまうことは、赤ちゃんを後回しにすることと同じです。お腹の中に別の生命が宿っている状態が8カ月以上も続きます。生まれてからは周りの人たちと一緒に赤ちゃんを支えることができますが、お腹の中にいる間はそういうわけにいきません。自分しか守り手のいないときに何かあったら、悔やんでも悔やみきれません。妊娠中は赤ちゃんを優先するために、自分の身体を大切にしたいものです。

私は不育症で十数回も流産してしまいました。体質改善をして、ホルモンバランスを整え、血流を良くすることが治療につながると教わりました。それでも、もっとやれたことがあったのではないか、こんな体質になってしまった私が悪いのではないかと、答えの出ない問いを自分のなかで発しては、つらい気持ちを背負い込んでしまっていました。もし、うっかり動き回ったり、身体がつらいのを我慢したりしてお腹の中の赤ちゃんに負荷をかけてしまったら、「私のせいでこんな状態になってしまった」と、ずっと自分を責め立てることになったかもしれません。そうなったら後悔の気持ちはずっとつきまとったのではないかと思います。

そのため、赤ちゃんを授かったと分かったときは、絶対に無理をしないで、まず自分を最優先にすることが大切です。それは、ただ赤ちゃんを守るためだけではなく、結果的に家族みんなの笑顔を守ることにもつながるのです。

お互いさまで、認め合う場に

そして、赤ちゃんが無事に生まれたら、今度は周りにいるみんなに頼って、手助けしてもらいましょう。どうか、自分一人で抱え込もうとしないでください。パートナーに、両親に、近所に、職場に、自治体に、周囲のあらゆるつてを頼って、甘えるのです。

私は自分自身の体験から、スタッフには、しっかり自分で声を上げて助けを求めるよう促しています。そのためみんな気軽に、自分の身体や家族の状況に合った形で産休や育休をどんどん取ってくれます。また、子どもの病気や自分の体調不良などで都合が悪くなったときは、有給でもなんでも使えるものは使ってもらって、それ以上事態をこじらせないようにと話しています。

こういう職場の話をすると、なかには、仕事をサボろうとして休みを取る人が出るんじゃないかとか、そんな管理体制では不公平が出て職場が崩壊するぞ、などと忠告してくる人が現れます。しかし、私のところでは開院からまもなく10年、一度もそういった問題は起きていません。

実際のところ、「好きなときに休める職場」と勘違いして就職を希望してくる人もいないわけではありませんが、そういう人は働く欲求がお金だけの人で、居心地が悪くなって、すぐに辞めていきます。

自分を大事にしてほしい、しっかり休んでほしいということは、他人を気にかけず自分のことだけを考えるということとは違います。「お互いに大変だけど一緒に頑張ろう」という気持ちを共有して、互いに快く助け合っているということです。自分が大変だったときに助けが必要だったように、今は相手が大変で助けを求めている、そのお互いさまの精神が根幹にあってこその「自分を大切に」なのです。ですから、私のクリニックではスタッフ同士がお互いの家庭状況もある程度情報交換していますし、どのような暮らしがしたいのか、どう働きたいのかという考えについても共有し合っています。お互いさまというのは、自分が自分を大事にするのと同じように、仲間の状況や気持ちを尊重し、それぞれのおかれた状況を共有するなかで協力し合えるところを探していくということです。

「何かできることある？ なんとかしとくから、今度私に何かあったらお願いね」と言える関係性を築き、お互いを信頼しているからこそ、休んだときに申し訳ないとかすまないとか、そういう気持ちにならずに快く協力し合えているのです。

私は歯科医師であると同時に、家庭においては妻であり、母でもあります。これを分けることはできません。仕事をし、家族や友人と過ごし、趣味に打ち込んでいる自分はすべて一人の私という人間を形づくっています。それぞれの場面でそれぞれに活動している私を切り分けることはできないのです。

そのため、一緒に働く相手に対しても、分けて考えろとは言えません。すべてを含めて一人の人間としてお互いを認め合い、助け合うのが自然なことだと私は思います。

そして、これからの少子高齢化が極端に進む時代、ワーク・ライフ・バランスも変化していくのではないかと思うのです。仕事かプライベートかのシーソーや、時間というパイの取り合いではなく、仕事もプライベートもごちゃまぜに融合しながら認め合い、お互いさまで時間をシェアし合う働き方です。

私はこれからも、どんな働き方も認め合える職場を守っていこうと思っています。

口腔機能を整えて身体の変化を受け止める

近年、気象病や天気痛という言葉をちらほらと聞くようになりました。例えば低気圧や台風が通過するときや天気が回復して気圧が上昇しているときなど、気圧・温度・湿度といった気象状態や天候の変化によって起きる身体の症状のことをいいます。

昔から「天気が悪いと古傷がうずく」「雨だと関節が痛い」といった話がよく聞かれるように、今に始まった症状ではないのですが、名前がついたことでより分かりやすくとらえられるようになったのではないかと思います。主な症状は、頭痛、関節痛や吐き気、喘息、めまい、倦怠感、食欲不振など多岐にわたります。

耳の奥には身体の平衡感覚をつかさどる内耳という器官があります。これが、気象の変化を察知して自律神経を刺激し、全身へ影響を与えているといわれています。それに加えて、気圧の変化により、身体の中の水分が受ける圧力に変動が生じるため、身体が押し込まれるような感覚になったり、逆に膨張しているような気持ち悪さになったりします。

妊婦の場合、ただでさえホルモン量の変化や自律神経の乱れなどで調子が狂っているうえに、赤ちゃんと羊水で物理的に大きくなったお腹を抱えていますから、気圧をはじめとする気象の影響をとても受けやすくなっていることは想像に難くありません。実際雨の日は、妊娠の前期ではつわりがきつくなる、後期ではお腹の張りがひどくなる、といった話もよく聞きます。満月の日に生まれてくる子が多いというのも、月との引力の関係ではないかといわれるくらい、人間の体液の流れは繊細にできているのです。

口腔内についても同様で、台風の前後などでは、体液の流れや血流が悪くなって免疫力が下がります。その影響で歯がうずいたり、歯茎が腫れたり、あるいは出血や膿が出てきたといって駆け込んでくる患者さんがちらほらいます。

妊婦は特に、ホルモンバランスが急激に変わることにより、口腔環境もガラッと変わってしまいます。歯茎がぶよぶよとして出血しやすくなったとか、つわりで口腔内が酸性になってしまい歯がしみたり、虫歯が急に進行したり、口腔内にものを入れると吐き気がひどくなるので歯磨きもしづらいなど、普段から不調な人も多く、天気に悩まされている人も少なくありません。

妊娠後期に入り、お腹がだんだん大きく、重くなってくると、それまでの姿勢を保つことが難しくなり、反り腰になったり、歩き方も変わったりします。すると、今までと違ったところに力が入るようになり、変な食いしばりをするようになり、歯がしみる、あごが痛いなどの訴えが増えてきます。

特に初めての妊婦の場合は、まだ身体が慣れていないからなのか、かなりの割合でお口の不調についての相談があるように思います。

妊娠中の口腔内では、特に歯周病への注意が必要です。妊娠していると、歯周病につながる口腔トラブルを引き起こしやすくなるからです。

つわりのときは少しずつしか食べられず、飲食の回数が増えて口腔内が酸性に傾いている時間が長くなる、つわりがひどくて歯磨きができなくなるなど、歯周病菌や虫歯菌が増殖しやすい環境が出来上がってしまうのです。

実は、歯周病菌にはたくさんの種類があり、そのなかの一つに血液に含まれる鉄分を好む菌がいます。この鉄分好きの歯周病菌はかなり厄介です。妊娠によって、女性ホルモンが普段の数倍に激増する人がいます。それにより血流が変化し、歯茎がムズムズすると訴える妊婦も多いのですが、このとき歯茎が腫れて歯周ポケットなどから出血すると、その鉄分に歯周病菌が群がってきて増殖し、歯肉炎を発症したりする場合があります。妊娠初期から出産までの間に、妊婦の半分くらいは歯肉炎になっている可能性があるともいわれています。

歯周病菌が毛細血管から血管内に入り込み、血流に乗って全身に回ることで、陣痛を誘発するホルモンに似た物質が増えていきます。それが要因となり、出産の準備ができたと勘違いした身体が切迫早産などを引き起こすこともあります。日本における疫学調査では、歯周病の妊婦はそうでない妊婦に比べて約5倍も早産や低体重児出産のリスクが高くなるとされているのです。また、羊水の中に悪玉の歯周病菌が検出された例もあります。

さらに、妊娠中は唾液がさらさらでなくなり、唾液量が減ったり、女性ホルモンを好む菌が増殖したりすることで歯周病が悪化します。またつわりによる胃酸の逆流や飲食回数が増えるなどで口腔内が酸性に傾くと歯は溶けやすくなる傾向があり、知覚過敏や虫歯の進行に影響します。

「お口の中をすっきりきれいにしておくと、赤ちゃんにも良い影響が出てきます。お腹はまあるくまあるく整えて、赤ちゃんを迎えてあげてください」

妊婦さんが診察に来られたときは、私はこんな話をして、ぜひパートナーも今度連れてきてくださいとお伝えしています。

生まれたときの赤ちゃんの口腔内には歯周病菌や虫歯菌はいません。お父さんやお母さんなど家族のもっている歯周病菌や虫歯菌が、赤ちゃんの世話をしている間にうつるのです。このため、妊娠が分かったら、お母さんとお父さんの歯周病と虫歯の治療は必ず行ってもらうようにお願いしています。

すると、お父さんもきょうだいも、赤ちゃんのためにと治療を受けに来てくれます。そんな家族を見ていると、お腹の中にいる赤ちゃんが、いかにその家族から祝福され、会える瞬間を心待ちにしてもらえているのかが感じられて、とてもうれしくなります。

もう一つ、妊活の前にまず口腔内を整えるところから始めるのが望ましいです。歯周病菌は、血流を通じて全身に回り、菌血症になるリスクを高めます。歯原性菌血症になると動脈硬化や血管のつまりなどを引き起こす原因にもなり得ます。この影響で、妊娠しづらい状況をつくってしまうかもしれないのです。若いから大丈夫と侮ることなかれ、悪玉歯周病菌は中学生の口腔内でも発見されることがあります。

歯周病はなるべく早く治療してリスクを下げ、定期的な診療で健康状態を維持していく必要があります。子どもが欲しいと願ったその日から、悪玉歯周病菌をなくすよう、パートナーと一緒に治療・予防を始めることが大切です。

私のクリニックでは歯周病菌を調べる特殊な検査も行っています。位相差顕微鏡で、口腔内の菌叢をチェックできますし、新型コロナでメジャーになったPCR検査は歯周病菌にも行うことができ、歯周病菌のタイプを特定してピンポイントで歯周病治療ができるコースもあります。

女性は、ライフステージが変わるごとに、大切にしたいものが増えていき、どうしても自分のことは後回しにして、誰かのために走り回りがちです。

性別で決めつけてはいけないと分かっていても、脳の構造上の特性から、男性より女性のほうが共感力を高めやすいとされています。それゆえ女性は自身のもつ能力や性質よりも他者との関わりのなかに存在価値を見いだしやすい傾向があるそうです。言い換えると、誰かが喜び、また幸せを感じたとき、その一部に関わることができたと感じることが、自分にとっての喜びであり幸せなのだという気持ちになる女性が多いのです。

不思議なもので、相手に与えれば与えるほど、自分のなかの満たされた感覚が増えていくように感じるものです。与えるほど自分が削られた気持ちになるのは、お互いが信頼関係にあるとはいえないのかもしれません。

辻褄は合わなくていい

共働きでも専業主婦でも、あるいは生涯独身で生活している人でも、大なり小なり家族や周囲との関係のなかで問題が発生し、不安と他者への思いの強さが空回りするような時期があるのではないかと思います。

人生のなかで、女性がメンタルの不調に陥り、いわゆる「うつ」を発症しやすくなるタイミングがあります。1つ目は月経前、2つ目は産後、3つ目が更年期です。いずれも、女性ホルモンが減ることにより、気分の落ち込みが激しくなりやすいとされています。身の回りの状況とこうしたホルモンバランスの変動が重なると、どんなに自分は大丈夫と思っていても、メンタル不調に陥ってしまう可能性があります。

例えば、特になんでもないときに涙が出てくる、好きだったことに対してやる気になれない——こうした状態は、「もしかして、今うつになりかけているのかな」と疑ったほうが良いかもしれません。重症化してからでは回復に膨大なエネルギーが掛かってしまうので、少しでも早く、周囲の人に「助けて」と言うことが大切です。

失敗したらいけないと自分を追い込んでしまうプレッシャーから自由になるのです。人生は毎日がぶっつけ本番です。あれができなかった、これもできなかったと、引き算で採点する必要はありません。「私はこのスタイルなんだから」と、今ある自分をスタートラインにおき、できたことを積み重ねて足し算でとらえるのです。失敗もまた「この方法ではめざす地点に到達できないということが実証できた」という気づきととらえれば、経験の一つになっていきます。

社会に出て働く自分と、家族のなかで翻弄されている自分との間で辻褄が合わないことも、後ろめたさを感じることも、あっていいのです。無理して一貫性をもたせようと頑張ると疲れ切ってしまい、かえって歪んでしまうかもしれません。矛盾も自分の一部と認めて、明るく前を向いて今日を良い日にすることだけを考えればいいのだと思います。

例えば、子どもの偏食を改善し、なんでも食べられるようにしたいと食事に工夫をこらしても、そう簡単に食わず嫌いを克服させることはできません。逆に口うるさく「ちゃんと食べて」と介入してくる母親を、子どもがうっとうしく思ってトラブルになるケースも少なくありません。「あなたのためを思って言っているのに」「誰も頼んでいない。放っておいてくれ」と喧嘩に発展したりします。

こんなことが重なって、「頑張ってるのに誰も感謝してくれない、私のことを分かってくれない」と感じ始めたら黄信号です。もちろん、理想はあって構わないのですが、理想どおりでなくても、自己嫌悪に陥らずにいたいものです。要は、これから始めていけばいいのですから、できるところから少しずつ、自分なりに理想とする状態に近づいていけばいいわけです。無理をしなくてもいいのです。

歯科医院もいろいろです。治療中心のところや予防に力を入れているところ、そのようにする理由もそれぞれ異なるものです。当然、患者さんにもいろいろあって、とりあえずの治療だけでいいと思って訪れる人に、予防歯科としての口腔ケアの大切さを伝え、継続したメンテナンスを案内すれば、なかには歯科診療を押し売りされたと感じる人もいます。

当院のコンセプトは「お口の健康を通して患者さんの笑顔と全身的な健康をお届けするお手伝いをします。」それは心身ともに豊かに成長し、若々しく老いていくためのお手伝いをしたいという思いの表れです。そのため、ちょっとこちらの話が届きにくいなと感じるような方に、無理して説明を重ねても理解してもらえることはほとんどないと割り切って、むやみに誤解を解こうとあれこれ頑張らないようにしています。ただ、私のコンセプトが上手に伝わらなかったとしても、その人なりに納得できる口腔の衛生管理をしてくれる歯科医院に出会って、ケアを続けてもらえるとうれしいなと思っています。

時には理想を手放そう

つらいと感じるときには、思い切って理想とする姿を手放す勇気をもつことも大切なことです。

好調なときは理想に向かって頑張ろうという気持ちがうまくプラスに働きますが、心身が不調なときには、自分の理想がどんどん高くなり、その一方で自分は全然理想からほど遠い状態だと感じ、そのギャップに疲れてしまうことがあります。

どんな人間も、今いる地点からのスタートでいいのです。周りからどう見られるかは問題ではありません。

みんなお互いさまなのです。他人の目を意識し過ぎると、理想は自分のためのものではなく、むしろ見栄とか虚飾に近いものになってしまって、自分を苦しめるだけのものになりかねません。心身が充実しているときなら、それが成長を促すこともあるので一概に悪いとはいえませんが、無理をしてまで堅持し続けるのはつらいだけです。「これくらいのレベルがないと、周りからどう見られるか分からない」と焦ってむやみやたらとハードルを上げる必要はないのです。

まずは肩の力を抜いて、自分の理想をいったん手放します。自分自身の心の声に耳をすませ、遠い未来ではなくほんの少し先の自分の姿をイメージする時間をつくってみるのです。

理想は誰かに評価されるためのものではないですから、かっこいいものを思い浮かべる必要はありません。ただ、○年後には、こんなことをやれているといいな、というように、未来のすてきな自分の姿を考えてみます。等身大の自分の延長上にあるもので十分です。具体的なイメージを思い描くことにより、その実現のためにやるべきことがクリアになっていきやすいはずです。

幸せのタネは言葉に宿る

もう一つ大事なこととして、思い描く理想は、必ず「自分自身」のことにすべきです。

時折、「私の理想は、子どもたちが〇〇になることです」「夫が〇〇で成功することです」のように、自分以外の人の理想的な形を挙げて、その支援を行うことが自分の夢だと語る人がいますが、これはお勧めできません。

なぜなら、それぞれその人自身が考える「自分の理想」があるわけで、こちらの考えと一致するとは限らないからです。自分にとっての正解が相手の正解と同じであることは、たとえ夫婦でもなかなかありません。下手をすると、理想を押し付けられたことに相手がプレッシャーを感じてしまうかもしれず、お互いにとって良くありません。「私のことはいいから、相手が必要としていることをしてあげる」という視点は依存関係につながりやすく、こじれると厄介です。

自分が何をやりたいのか、どんな生き方をしたいのかを、じっくり考えることが大切です。このとき、できるだけ温かくて明るい言葉を選んで自分に投げ掛けると、考えも温かく、明るい方向に引き寄せられ、幸運の道が拓けます。

言葉というのは目に見える形や耳に聞こえる形にして外に出すと、その文字や音が自分の目や耳から流れ込んできて、再び認識されて脳の中にしまいこまれていくのです。願望でしかなかった理想も、メモに書き出して声に出してみることで、自分自身に、「なるほど、私はそう考えていたのだな」と再認識させ、理想像を頭に刷り込んで、理想を実現させるための行動を取りやすくしてくれます。

そして自分自身に声を掛けるときは、自分を傷つける否定の言葉でなく、今を足掛かりに小さな一歩を踏み出せるような肯定の言葉を使ってみるようにします。

さらに、理想の自分の姿を言葉にして、しっかり向き合えたなら、次は理想までの道を自分だけで実現させようと思わず、家族や周囲の身近な人たちを頼りながら進んでみるのです。

お互いがおのおのの理想に向けて頑張っているという状況では、たくさんの小さな支え合いが生まれ、それが小さな幸せとなり、積み重なると大きな喜びになります。

こうして人はしなやかな強さを手に入れられるのではないかと思います。

かわいい子には「カミカミ」をさせてお口を鍛えよう

子どもの歯医者デビューの時期は、できるだけ早くが良いです。できれば3歳くらいまでに虫歯にならない方法を習慣づけ、そしてお母さんたちには口腔機能を整えるための口腔育成についても知っておいてほしいと思います。2歳くらいまでの間は、口腔内が柔らかいので、指しゃぶりなどの変なクセがついてしまったと焦らなくても、そこから根気よくトレーニングしていけば十分間に合います。

どんなお母さんだって、自分の子をかっこよく、かわいらしく、きれいに、賢く、といった具合に、子どもの将来を思い資質を高めようと考えています。でもどうすればいいのか明確な答えがあるわけではなく、常に不安です。世の中には情報が溢れかえっていて、どれをやっていいのか、あるいはやらないほうがいいのか、最終的な判断は親として自分で決めるしかありません。歯科医院で聞いた知識をそのよりどころとして取り入れると、自分のなかの情報を楽にアップデートできます。

今はまだ子どもの口腔育成ができる歯科医師は少ないのが現状ですが、私がお母さんたちによくお伝えするのは、「子育ては、効率性を詰め込み過ぎると口腔機能が育たない」という話です。

例えば、朝食に出すスムージーは、栄養的にはバランスが取れていいのかもしれませんが、噛まないため、歯に刺激を与えることがありません。

また、ストローで飲むと舌を使わないため、正しい飲み込み方を覚えられません。これでは口腔機能が発達しないのです。ちなみに麺類をすすれない人が増えていますが、これも口腔機能の低下を示しています。

口腔機能を高めるには、米飯のように噛むことで甘みが感じられるものが、味覚も養われて効果があります。

そのほか、食べやすさを追求し過ぎた調理法の食事や、ストローマグなどの便利グッズも口腔内への刺激が少なくなる可能性があります。子どもの健康を願うなら、使い方には気をつけたいところです。

乳幼児期に、親がスプーンでお口の中へ入れ、上唇でこそぎ取るようにして食べさせていると、赤ちゃんは、食べ物はお口の中に飛び込んでくるものと認識し、能動的な食べ方を学ばないままになります。

人間も動物ですから、自分で食べ物をつかみ、お口の前に持っていき、鼻で匂いを、唇で食べ物を確認し、お口を開けて中に入れ、歯で切って、噛んで、すりつぶして、舌を使って喉へ押し込むという作業を自分でできるようにならないといけないわけです。親がスプーンで食事を与えるという行為は、このうちのほとんどの作業をショートカットしてしまいますから、赤ちゃんとしては楽ですが、口腔機能は育たないままになります。

特に、舌をあまり動かさないでいると、舌が硬くなってしまい、飲み込む力が鍛えられなくなります。頬も硬くなってしまうため、口腔内に水を溜めることができず、ブクブクうがいができなかったり、錠剤が飲めなかったりと、大きくなってから支障が出てくることがあります。

実は私自身、噛み合わせが悪く、舌が硬くて、30歳過ぎまで口腔内に水をうまく溜めることができず、薬を飲むのがとても苦手でした。天草の院長から舌の体操を習い、今では問題なく動かせていますから、何歳からでもトレーニングは可能といえますが、小さい頃からしっかりと舌を機能させているほうが脳への刺激も全身の健康にも歯並びにも良い影響を与えるのは間違いありません。もし動きが悪いのではないかと気づいたときには、できるだけ早く自力で噛んで飲み込めるようにサポートしてあげるほうがいいのです。

このようにお伝えすると、ではどんなものを与えてどうやって噛むようにさせればいいのかという質問をよく受けるのですが、口腔機能を発達させるのに、実はあまり食べ物の硬さは必要ありません。歯根の周りにある歯根膜という組織を刺激することが重要で、そうすることにより血流が良くなり成長が促されます。また、手を使ってお口との連携を図ったり、吸ったりしゃぶったりという感覚を学ぶことがとても大切なのです。

それゆえ食事も、赤ちゃん専用の特別なグッズで一人で食べさせようとするより、お父さんやお母さんと一緒に食べ、親の食べ方を見せ、真似させることが大切です。赤ちゃん自身が持ちやすいスプーンやフォークを与えたり、道具を持つのが難しい月齢なら手づかみさせたりしてもいいのです。栄養の摂取ももちろん必要ですが、食べ物を自分でお口に運ぶことを楽しませるのが重要なことは、意外と知られていません。食べる・飲み込むという動作を、赤ちゃんが楽しいものだと感じて遊びのように繰り返すなかで機能を高めていくということが、初期の食事では大切になってきます。赤ちゃんの周りがとんでもなく散らかるようになるのも、成長の一環だと見届けていてあげてほしいと願います。毎日3食以上の繰り返しになると、大変だとは思いますが、それぞれの事情に応じて許せる限りで、赤ちゃんの好きにさせてあげるほうがいいのです。

食事だけでなく、身近にあるおもちゃなど、いろいろなものを口腔内に入れたり、噛んだり、タオルや毛布をくわえてしゃぶったりする行為も、実は口腔機能を高めるためには大事な動きです。

指しゃぶりしているのを見つけると、衛生的に問題がありそうだし、このままだと歯並びにも影響しそうだと心配になって、なんとか早くやめさせようと焦りがちです。しかし、2、3歳くらいまでなら許容範囲ですから、落ちついて見守るというのも親として重要な役目です。指しゃぶりをしているのには、きっと何か原因があるのです。

おしゃぶりを買ってくわえさせる人も多くいます。この場合、口腔内に入るニップルの形に注意が必要です。単にくわえた状態でいるだけで、吸ったりしゃぶったりといった動きができないものは、かえって口腔環境を悪くする恐れがあります。推奨できるものとそうでないものがあるので、歯科医師に相談するなどして、しっかりとしたものを選んであげてほしいと思います。

また、だらだらとよだれが出ている状態も、不衛生で気になるかもしれませんが、お口にとっては大事な状態です。歯が生え始めてくる生後6カ月くらいから唾液の分泌が活発になるのですが、まだ飲み込む動作が未発達なために、外に流れ出しているのです。このため、うまく外に流れ出ているほうが、お口が正常に機能していると喜ぶべき状態なのです。

逆に飲み込む動作が未発達なのによだれが外に出ていない状態だと、かえって注意が必要です。唾液の分泌量が少ないために口腔内が乾燥している場合があります。この場合は口腔機能の発達不全を疑って、かかりつけの歯科医師に相談してみるべきです。

よだれが溢れるのは消化酵素がつくられてきた証拠で、そろそろ離乳食の時期だよ、と赤ちゃんが教えてくれているわけです。

凛々しい顔立ちの子に育つ　魔法の噛み方

食べるときにくちゃくちゃ音が鳴るのは、お口を開けたまま噛んでいる証拠です。こういう人はやはり口腔機能が低く、将来いろいろな症状を起こす可能性が出てきます。正しい噛み方をして、健康を手に入れてほしいと考えています。

まず、前歯を使うことです。前歯は切歯というくらいなので、食べ物を切ります。前歯で自分の口腔内に含みやすい量に切ったあと、だんだん奥歯を使って噛んですりつぶし、最後にゆっくり舌を使って飲み込みます。前歯を使うと前歯の周りのセンサーが前頭葉を刺激して、脳の血流が良くなります。前頭葉は思考や自発性をつかさどる機能があり、ここが刺激されることで、賢く、心の安定した子に育ってくれます。

そして、前歯を使うと頬の骨も発達して、彫りが深く凛々しい顔立ちに成長してくれます。例えるならば、女優さんのようにメリハリのある顔になります。このように前歯を使うといいことだらけです。幼い患者さんの養育者に、このお話をたびたびしているのですが、「前歯を使うのはお行儀が悪いのだと思っていました」と、反対の認識をされている人もそれなりにいることに驚いています。

また、しっかりと噛むと唾液も多く分泌されます。お口は消化器官の始まりでもあります。唾液には消化を助ける機能もあるので、食べたものが消化され、栄養素を取り入れやすくなり、免疫力アップにもつながります。同じものを食べていても、食べ方により栄養素の吸収の仕方が変わってくるのです。せっかく食べたものは無駄なく栄養として吸収したいものです。

いつから始めても遅過ぎることはない

子どもの口腔機能や食事についていろいろお話ししていると、なかには「うちの子はもう4歳を超えてしまっているから手遅れだ」などと感じてしまう人もいるようです。こういったお話での年齢はあくまでも目安であって、それまでに○○しないとアウト、という意味ではないわけですが、真剣に聞いてくれる真面目な人ほどそのように思い込んでしまうのかなと思います。しかし、口腔育成を含めた口腔ケアは、気づいたときが始めどきなので、もう遅いとがっかりする必要はありません。

子どものうちであれば、少しの刺激だけで機能を回復する可能性は十分にあります。これまではただ動かす経験がなかっただけなのかもしれません。歯並びなどもガタガタになってしまったらとても心配かもしれませんが、子どもの間は歯槽骨も柔らかいため、歯列矯正の効果は絶大です。

90歳のおばあちゃんでも口腔機能は回復していくのですから、親が気づいたときにしっかりと子どもに伝えて、一緒になって取り組めば、遅過ぎるということはないのです。

お口を自分で刺激し成長させること、すなわち自立することが、心豊かに充実した人生を過ごすための第一歩です。親は、子どもが自分で口腔機能を高められるように環境を整えたら、あとはじっと見守る存在であってほしいと願います。

親は、子どもたちより早くに生を受け、さまざまなものをすでに見聞きし経験を積んでいます。そのため、例えば道のどこに石が落ちていて危ないかを、子どもたちよりも知っています。その石を取り除けば安全には違いないですが、親のほうが彼らより早くいなくなるわけですから、石を見つけた場合にどうすればいいのかの方法を教えつつ、子どもたち自身が自分の力で石と向き合うことができるようそばで見守るということも、安全な道を整備するのと同じくらい重要だと思います。

そして、こうした子どもの見守りは、親自身が自分をまず大切にし、健やかで楽しく毎日を過ごすことが重要なのです。

人生に困難は付きものです。困難はないに越したことはないとも思ってしまいますし、子どもたちにつらい思いをさせたくないのは誰しも同じです。しかし、苦しかったことやつらかったことが意味をもち、感受性を育み、考えを深め、学びを生み、人生の幸福を育んでいく種になることを、大人たちは自分自身の経験をもって信じるべきです。

私自身、今日までにいろいろなことがありました。そして、そのすべてがあったからこそ、今があるのです。子どもたちの人生もそのようであることを信じ、見守ってあげるべきなのだろうなと思っています。

エピローグ

本書の企画を進め、執筆に入った頃は、ちょうど春の花盛りのときでした。日差しが明るく輝き、色とりどりの花が咲き乱れる春は、私の大好きな季節の一つです。

梅、桃、桜、コブシに木蓮、沈丁花、ハナミズキにユキヤナギといった木々が次々と開花していきます。プランターではスミレにムスカリ、アネモネやヒヤシンス、チューリップ、サクラソウといった花々が、ニョキニョキと大きくなる緑の葉の間で色鮮やかに踊っています。春は社会的にはストレスの多い時期ですが、こうした花たちにエネルギーをもらいながら過ごす毎日です。

開業当時自宅として使っていた診療所の2階は、今は一部を簡単な温室のようにして、いろいろな季節の花を育てています。診療所の周辺や玄関周りにも、花壇やプランターをあちこちに置いています。花の色や香りを楽しむのはもちろん、お手入れをすることで心が癒やされるガーデンセラピーも診療の合間に取り入れていけたらいいなと思い、病院の周辺を花壇にする「癒やしの場拡張計画」も進めています。

あすはな歯科医院を開業してからもうすぐ10年、少しずつですが、子育てから在宅介護までを応援する歯科診療の形を見つけることができました。これからの世の中がどうなっていくのかは見当もつきませんが、患者さんの笑顔と全身的な健康をお届けするお手伝いをしながら、いつか、お母さんたちと子どもたち、そして高齢者の方たちが一緒に過ごすなかでお互いの幸せを分け合えるような場所をつくることができたらいいなと考えています。いろいろな世代の人たちがお互いの幸せを願いながら助け合える場、みんなが元気で自立して暮らし、笑顔が咲く場。その中心に、心と身体の全体が整う口腔衛生機能管理の場があったらすばらしいだろうと思います。

本書は、歯科を通じ、たくさんの人たちにそれぞれの幸せの花を咲かせてほしいと願いながら、言葉を紡ぎました。私自身、まだまだ幸せの絨毯を織り上げている最中です。悩んで迷走し、周りの人たちに気づかされては、新しい意味をとらえ直す毎日です。

こんな行きつ戻りつの歩みのなか、同じように迷いながらの日々を奮闘している女性たちが少しでも花を咲かせられるようにという思いは、ずっと私の芯としてあり続けました。この強い気持ちがあったからこそ、前を向き帆を張り続け、時折差し伸べられるチャンスをつかんでこられたのだろうと思います。

幸せのそばには、たくさんの身近な人たちの支えがあります。私のかたわらでいつも見守り支えてくれる夫。私の生きる支えになってくれている娘。そして、私とともに幸せの形を広げてくれているスタッフたち、患者さん。苦しかったときに手を差し伸べてくれた多くの方々。今の私の幸せは、あなたたちの支えがあったからこそです。本当にありがとう。心から、感謝します。

本書を手に取ってくださった皆さまが、まるごとの自分を愛し、希望をもって前を向き、周囲の愛する人たちとともに幸せの花を満開に咲かせてくれたなら、なによりうれしく思います。

2023年10月
中野真紀

【著者紹介】

中野真紀（なかの まき）

1973年生まれ。九州歯科大学卒業後、1998年より同大学第二口腔外科に勤務。その後朝日新聞西部本社診療所、生田歯科での勤務を経て2014年にあすはな歯科医院開業。

2019年に医療法人社団花咲《にこ》を設立。

国際歯周内科学研究会理事、国際歯周内科学研究会認定歯科医師、日本小児歯科学会会員、日本床矯正研究会会員、日本摂食支援協会会員、保育士、息育指導士、ほか

本書についての
ご意見・ご感想はコチラ

カランコエが咲く場所で

2023年10月11日　第1刷発行

著　者　　中野真紀
発行人　　久保田貴幸

発行元　　株式会社 幻冬舎メディアコンサルティング
〒151-0051　東京都渋谷区千駄ヶ谷4-9-7
電話　03-5411-6440（編集）

発売元　　株式会社 幻冬舎
〒151-0051　東京都渋谷区千駄ヶ谷4-9-7
電話　03-5411-6222（営業）

印刷・製本　中央精版印刷株式会社
装　丁　　田口美希
装　画　　Hiroe 瀧川裕恵

検印廃止

Printed in Japan
ISBN 978-4-344-94710-8 C0095
幻冬舎メディアコンサルティングＨＰ
https://www.gentosha-mc.com/